衰えた脳を呼び覚ます

すごい記憶力の鍛え方

Amazing ways to train your memory

脳内科医
「脳の学校」代表
加藤俊徳

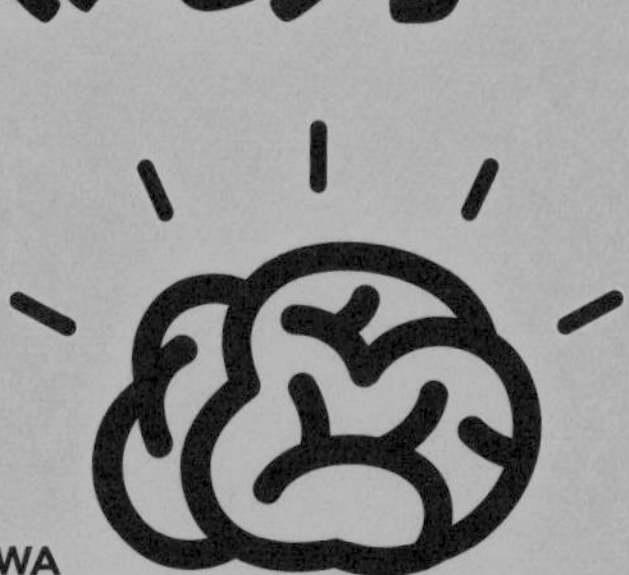

KADOKAWA

衰えた脳を呼び覚ます

すごい記憶力の鍛え方

はじめに　脳を使いこなして「すごい記憶力」になる！

歳を重ねると現実では、

「新しいことが頭に入らない」

「自分の話したことすらもう忘れている」

「今話そうと思ったことが消えた」

といった「覚えられない」ことに関する悩みを抱える人は少なくありません。記憶力が欠乏していくことを日常で感じて、「本当に物覚えが悪くなった」という方もいるのではないでしょうか。


「記憶力」は生きていく上で欠かせない脳の働きのひとつです。

私たちは毎日の出来事を記憶し、その情報を利用することで自己を認識し、仕事や日常生活、他者とのコミュニケーションを円滑に進めています。

優れた記憶力を持ち、情報を頭の中にまるごと入れて、書き出したものを見なくても、思い出す際にヒントがなくても、好きな時に容易に記憶の取り出しができる。しかも、年を取っても衰えない暗記力。

そんな「すごい記憶力」を手に入れれば、人生はどれほど輝くでしょうか。

多くの人は、年を取ると記憶力が低下すると考えています。

しかし、それは大きな誤解です。記憶力の低下や、物覚えの悪さといった、あなたが今感じている悩みは、少なくとも加齢による「脳の老化」が主な原因ではありません。人はそれぞれ長年にわたって脳の使い方に「癖」を身につけています。自らが得意な方法で記憶をするために偏った脳の使い方を続けることで、結果として、脳の自由度、柔軟性が失われて、脳全体としては機能が下がっていることが考えられます。

人間の脳は一生成長し続けることが脳科学的にわかっており、その中でも情報を分析、理解する時に働く「超頭頂野」という部位は40代に、実行力や判断力を司る「超前頭野」は50代に成長のピークを迎えます。

つまり、中年以降の大人の脳には、一人ひとりの成長段階に合わせるべき「脳の使い方」があるのです。加齢のせいだと思いこんでいた「覚えられない」という記憶に関する悩みはすべて「脳の使い方」次第で解決することができます。

脳の使い方次第では、60歳からでも自由自在に記憶力のよい脳を作ることができるのです。

私は全く覚えられなかった

私自身、「記憶」が昔から大の苦手でした。

本を開いて文字を眺めている時にはわかっているつもりでも、いざ本を閉じて、少し時間が経つと頭からすべてが消えていました。

テスト中にも「教科書さえあれば、全問正解できるのに」と何度思ったことか。

特に学生時代、苦労をしたのが「英語」です。医学部に入るために勉強はたくさんしてきたのですが、英語の点数があまりにも悪すぎて、2回も浪人してしまいました。3回目の受験の時も、英語以外の科目で点数を取ったから受かったようなものです。

そんな私ですが、医師になってから2年目で英語論文を国際的なトップジャーナルに書くまでに英語力をアップさせることができました。しかも、その当時、私は小児科医だったのですが、まだ全くの専門外である放射線科の領域の論文を英語で執筆することができたのです。

中学・高校の6年間、そして浪人中の2年、多い時には1日10時間も英語の勉強をしていても、英単語や文法が身につかずテストで苦労し続けていた私は、暗記脳の原理に気づいたのです。

60歳からでも記憶力がすごい脳になる

私が変えたことは、他ならぬ「脳の使い方」です。

それまでの私は、記憶して思い出せないことを嘆いていただけだったのです。

そのため、自分の脳をただ空回りさせていて、本来正しく使うべき脳の使い方で「記憶」をしていなかったんです。

いきなり記憶することをやめて、自分が理解できる筋道でわかろうとして、それを何度も確認する脳の使い方に変更しました。

詳しくは本書に譲りますが、この私に合ったやり方は、初見の段階では時間がかかっても、長期記憶への定着率が高くなりました。

さらに、記憶を定着させるためには、覚えたことを繰り返して引き出す脳の使い方をすることです。

脳機能は、8系統の「脳番地」に大別することができます。それぞれの脳番地をうまく動かすための方法を知り、効果的な脳の使い方を続けるうちに自らの「記憶実感」が出てきて、勉強や仕事に役立てることができるでしょう。

本書は「記憶力」を脳科学的な視点で分析し、その実践方法を示した本です。

「記憶力」に関わる脳機能を詳しく解説し、自らの記憶脳タイプを知ることで、一人ひとりに合った「記憶法」を具体的な例とともに解説しています。

「頭の悪い人」なんて、どこにもいません。

いくつになっても、記憶力のよい脳は作れるのです。

誰しもが「覚えておきたいこと」をしっかりと記憶し、好きな時に取り出して利用できる「すごい記憶力」を持つことができます。自分自身の脳の使い方をデザインし、みなさんが潜在的に持っている力を最大限に発揮できるようになる――。

本書が、そんな皆さんの自己実現の手助けになることを願っています。

衰えた脳を呼び覚ます　すごい記憶力の鍛え方ー目次

1章 本当の「記憶力」とは何か

2章 脳番地を使うすごい記憶法

3章 あなたの「記憶脳タイプ」を見つけよう

4章
よくある！ 物忘れ脳のトラブル15

5章 60歳からのすごい記憶力の向上

1章
本当の「記憶力」とは何か

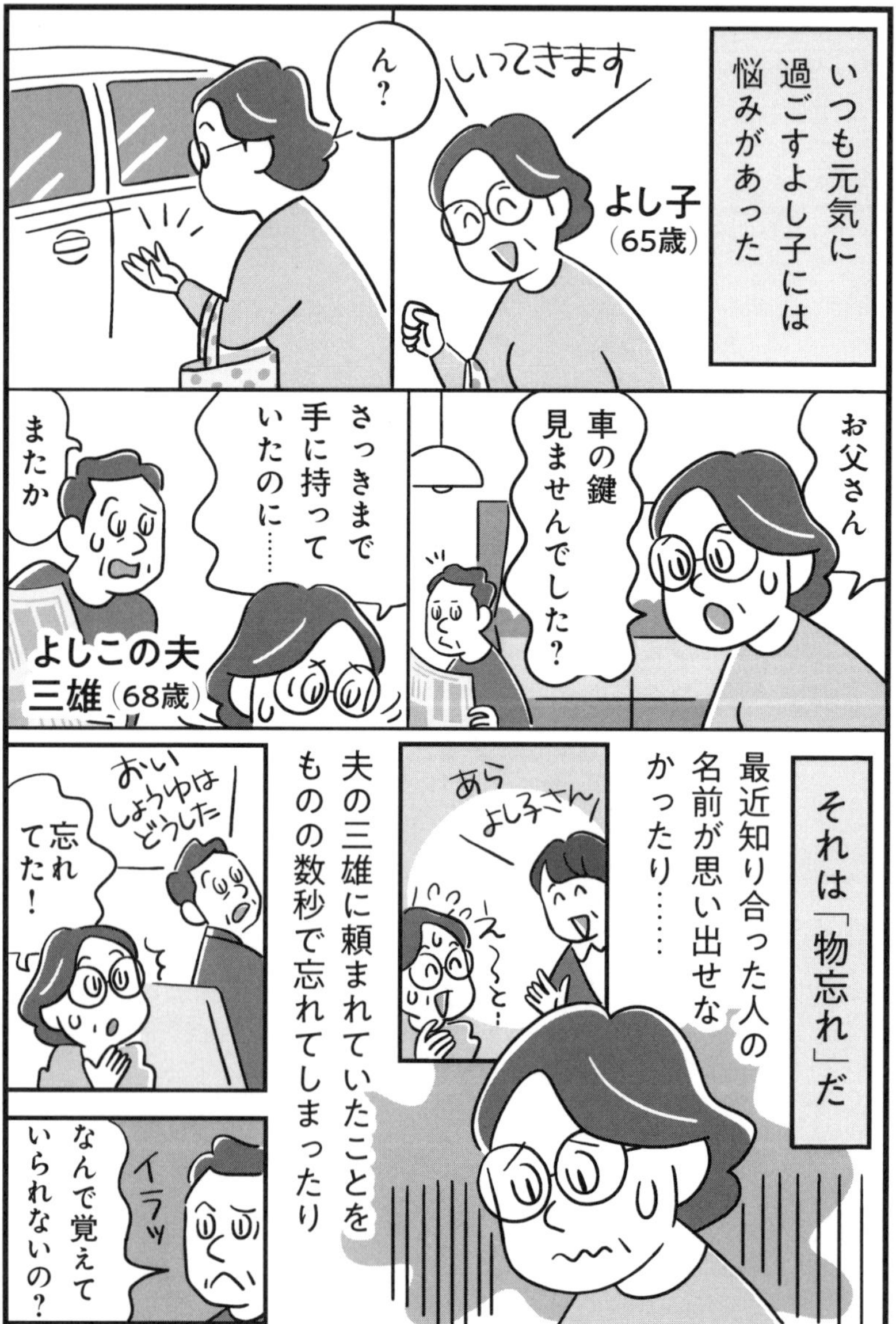
いつも元気に過ごすよし子には悩みがあった
いってきます
よし子（65歳）
ん？
お父さん
車の鍵見ませんでした？
さっきまで手に持っていたのに……
またか
よしこの夫
三雄（68歳）
それは「物忘れ」だ
最近知り合った人の名前が思い出せなかったり……
あら よし子さん
え〜〜と…
夫の三雄に頼まれていたことをものの数秒で忘れてしまったり
おい しょうゆは どうした
忘れてた！
イラッ
なんで覚えていられないの？

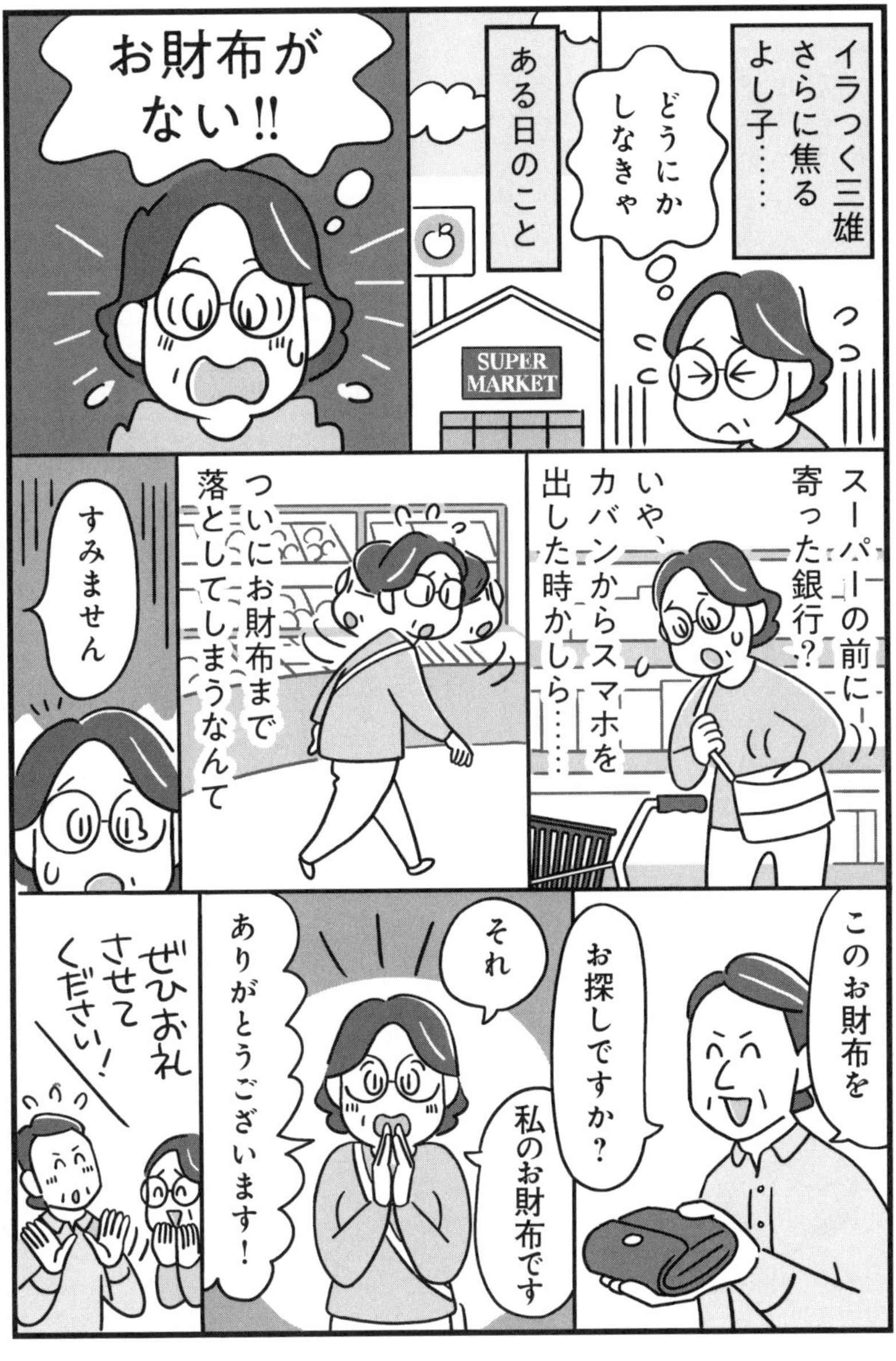
イラつく三雄
さらに焦る
よし子……
どうにかしなきゃ
ある日のこと
SUPER MARKET
お財布がない!!
スーパーの前に寄った銀行？
いや、カバンからスマホを出した時かしら……
ついにお財布まで落としてしまうなんて
すみません
このお財布を
お探しですか？
私のお財布です
それ
ありがとうございます！
ぜひお礼させてください！

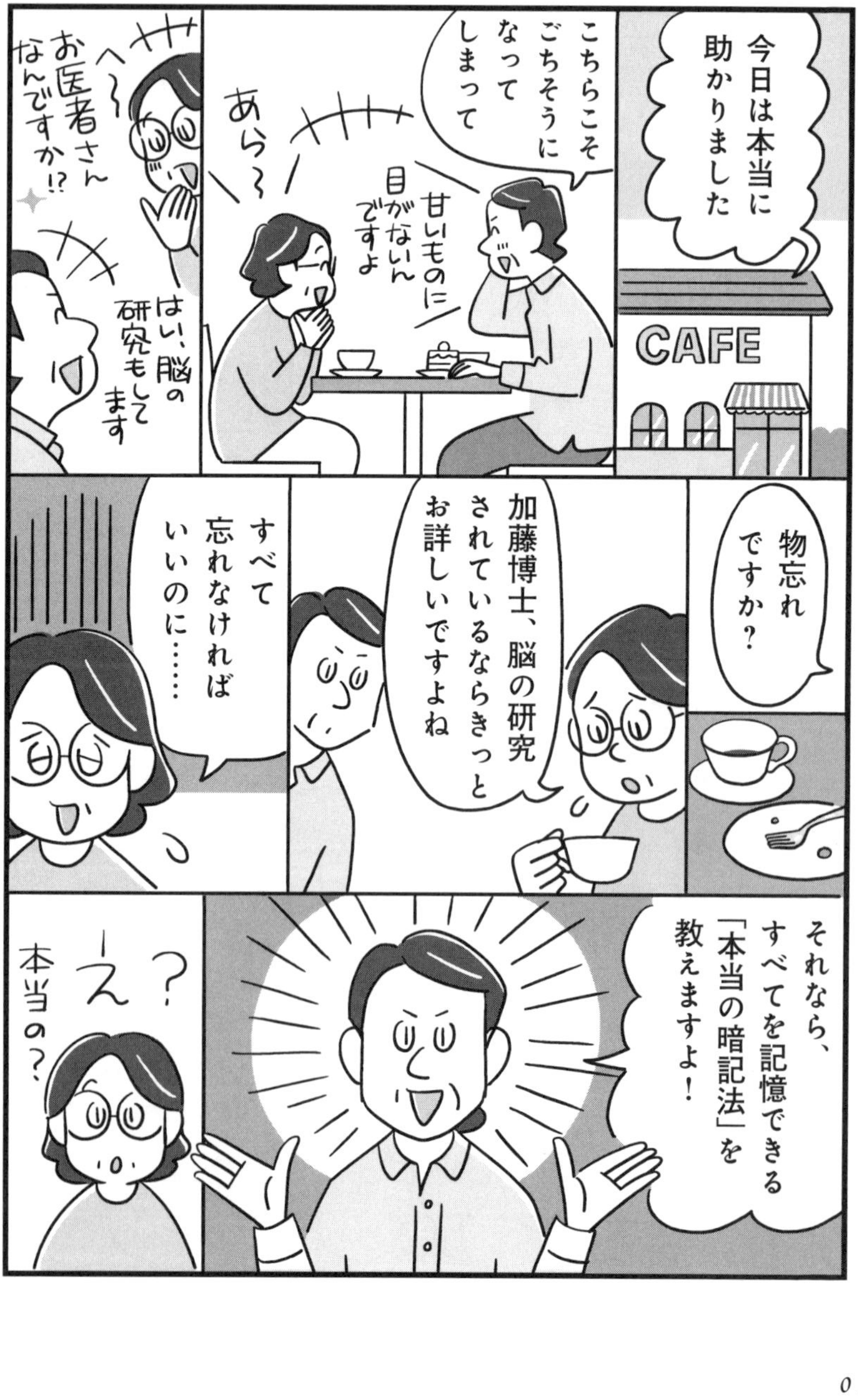
今日は本当に助かりました
こちらこそごちそうになってしまって
あら〜
甘いものに目がないんですよ
へ〜お医者さんなんですか!?
はい、脳の研究もしてます
物忘れですか？
加藤博士、脳の研究されているならきっとお詳しいですよね
すべて忘れなければいいのに……
それなら、すべてを記憶できる「本当の暗記法」を教えますよ！
え？
本当の？

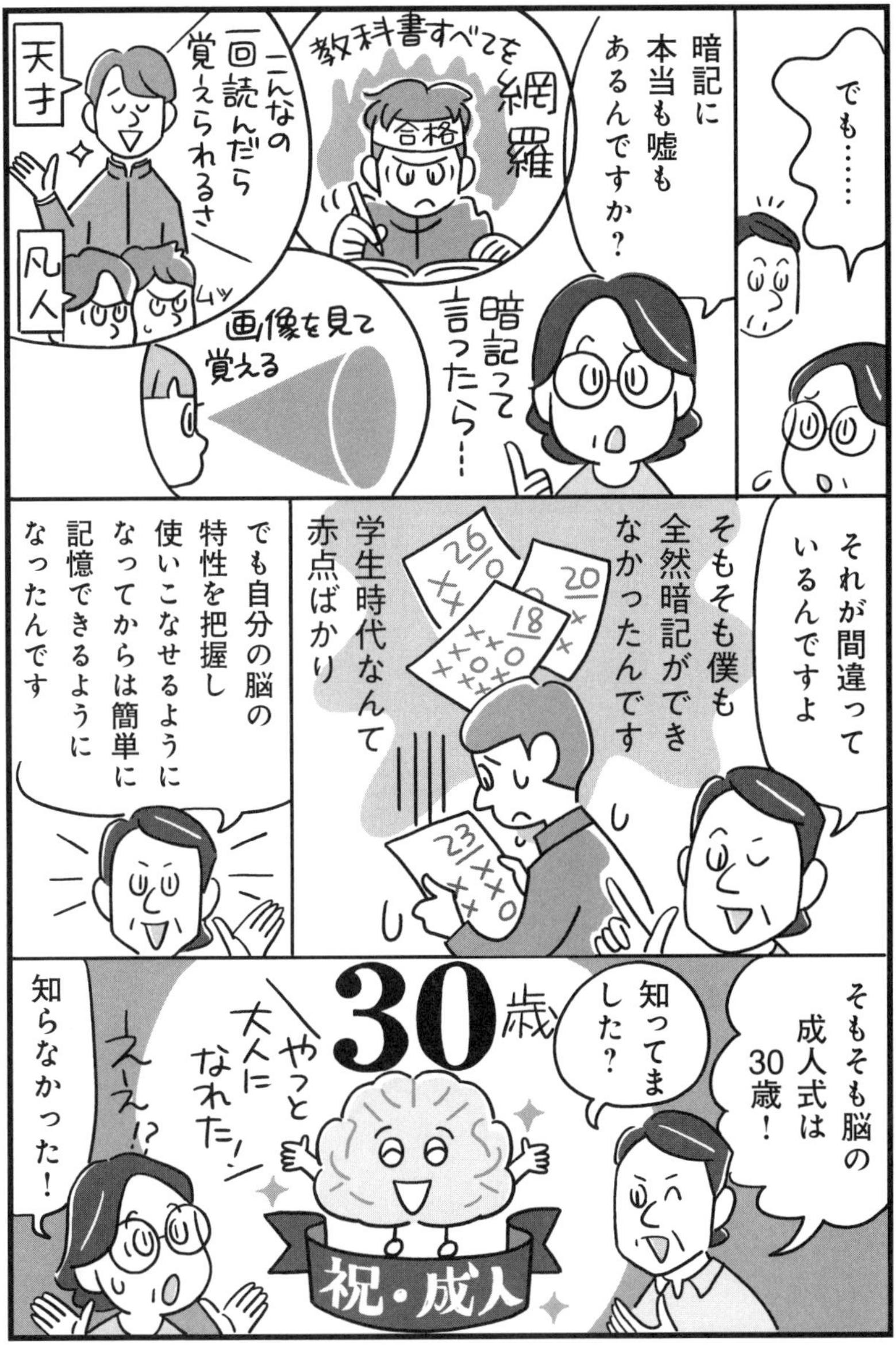
でも……
暗記に本当も嘘もあるんですか？
教科書すべてを網羅
合格
天才
こんなの一回読んだら覚えられるさ
凡人
ムッ
暗記って言ったら…
画像を見て覚える
それが間違っているんですよ
そもそも僕も全然暗記ができなかったんです
学生時代なんて赤点ばかり
26
20
18
23
でも自分の脳の特性を把握し使いこなせるようになってからは簡単に記憶できるようになったんです
そもそも脳の成人式は30歳！
知ってました？
30歳
やっと大人になれた！
祝・成人
え～～！？
知らなかった！

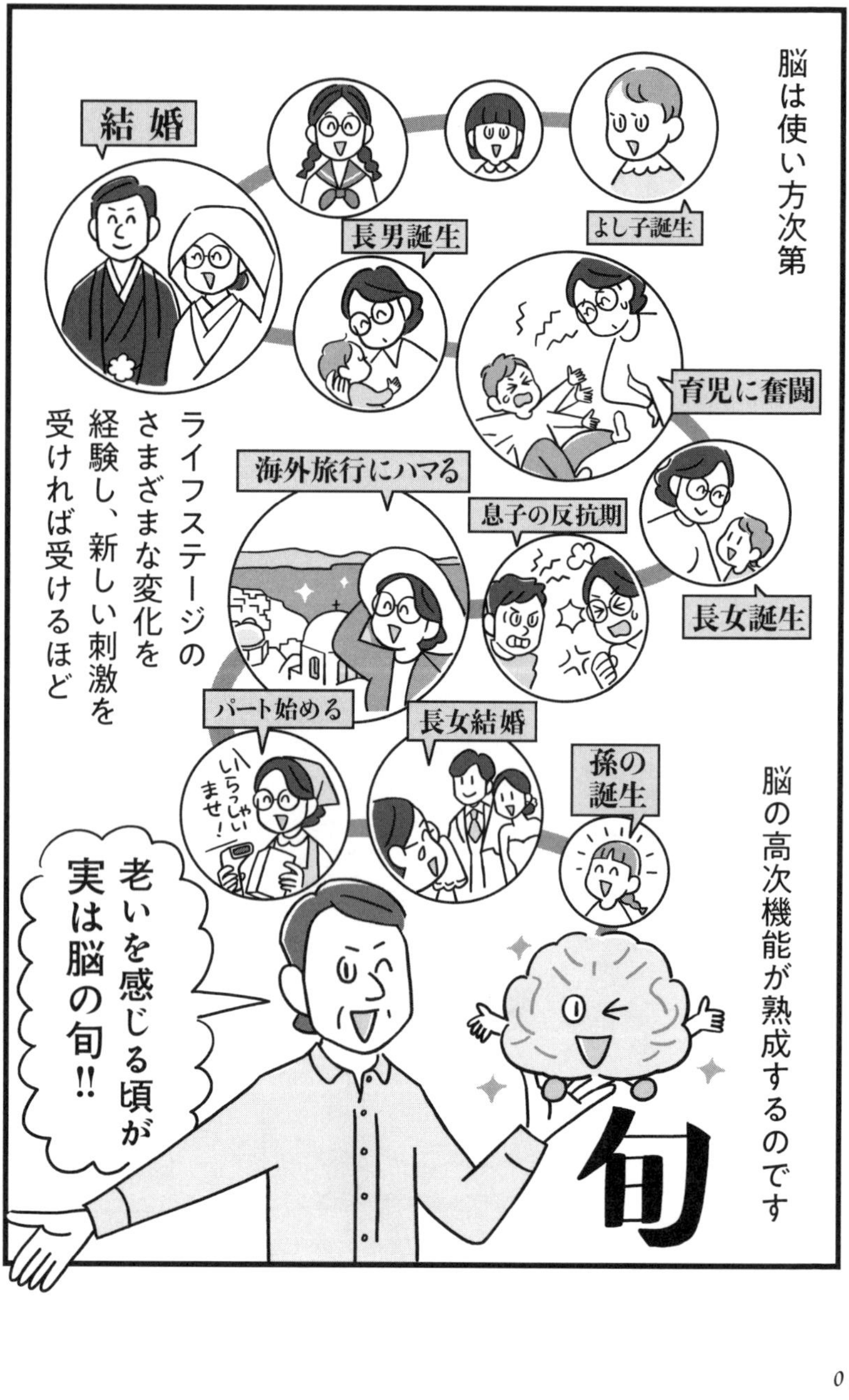
脳は使い方次第
よし子誕生
結婚
長男誕生
育児に奮闘
長女誕生
息子の反抗期
海外旅行にハマる
ライフステージのさまざまな変化を経験し、新しい刺激を受ければ受けるほど
脳の高次機能が熟成するのです
孫の誕生
長女結婚
パート始める
いらっしゃいませ！
老いを感じる頃が実は脳の旬!!
旬

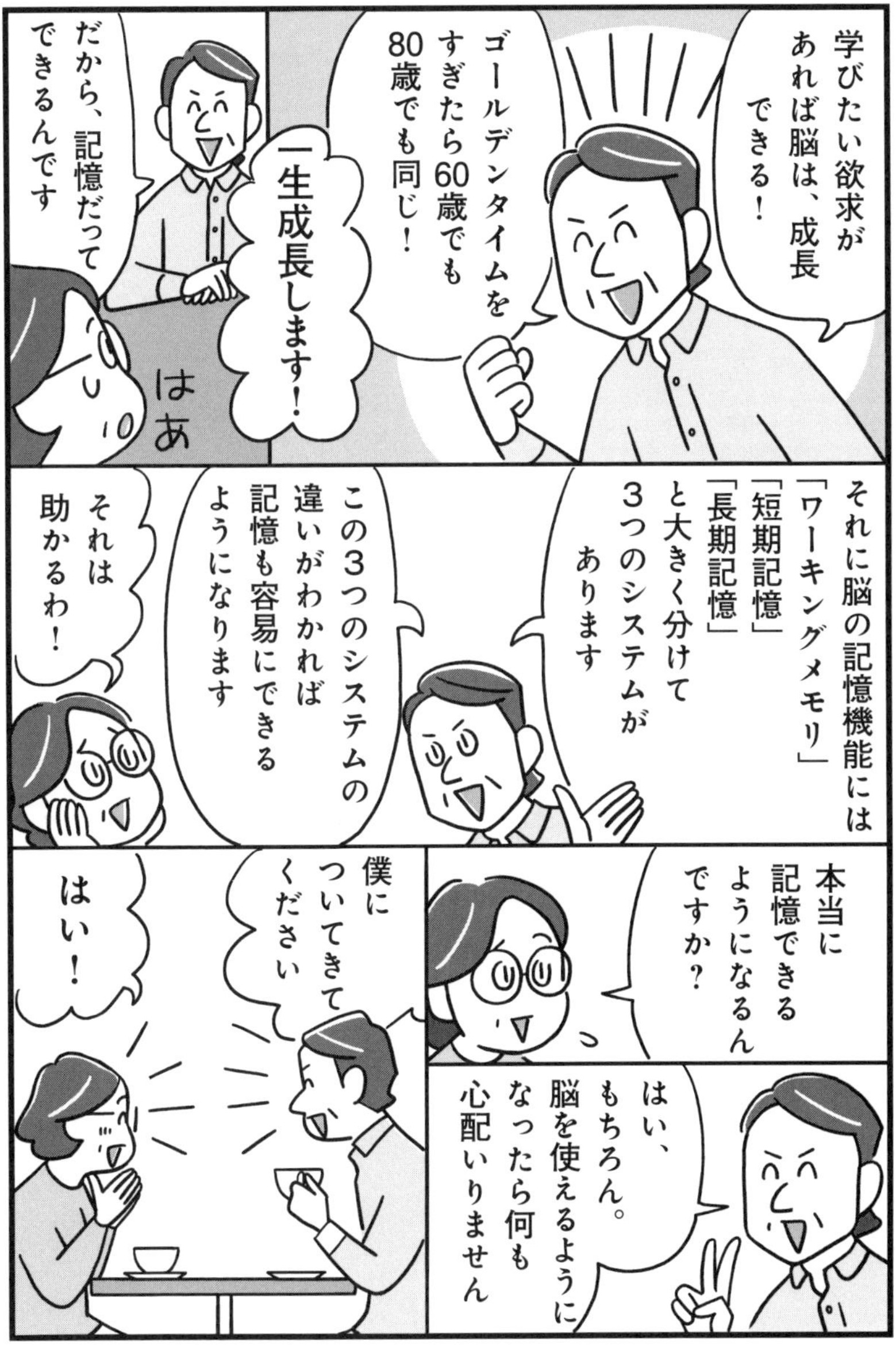
学びたい欲求があれば脳は、成長できる！
ゴールデンタイムをすぎたら60歳でも80歳でも同じ！
一生成長します！
だから、記憶だってできるんです
はあ
それに脳の記憶機能には「ワーキングメモリ」「短期記憶」「長期記憶」と大きく分けて3つのシステムがあります
この3つのシステムの違いがわかれば記憶も容易にできるようになります
それは助かるわ！
本当に記憶できるようになるんですか？
はい、もちろん。脳を使えるようになったら何も心配いりません
僕についてきてください
はい！

丸暗記＝賢いなんて嘘

「暗記ができる人＝賢い人」

多くの人はそのようにイメージするでしょう。しかし、私はそう思いません。見たもの、聞いたものをそのまま覚えることができる人には、確かに才能がひとつ備わっているといえます。記憶したことを確認するためのテストで良い成績を取れれば、果たして本当に「賢い」のでしょうか？

僕が思うに、**同じ「記憶」でも試験に受かることと、脳が発達することは全くの別物です。**

この両者の違いの謎を解くためには、そもそも世間一般でいわれている「暗記」について考える必要があります。「はじめに」で述べた通り、私は英語が苦手な学生でした。英単語や文法がなかなか覚えられず、周囲はまさに「暗記」ができる学生だらけで、当時はその人たちを崇高な存在に祭り上げて、本当に「賢い」と思っていました。暗記するとは、見たり聞いたりしたことが、脳に記憶として定着することです。ところが暗記しているか否かはヒントなしでスラスラと思い出してみないと自覚できません。

教科書や参考書などの本の文章を見ている時は覚えられる気がするのですが、いざ試験を受けると暗記力の差が歴然とするのです。

さらに、私と賢い学生との差はまず、その英単語を覚える時間にありました。私が1日何時間もかけて覚える英単語を、丸暗記が得意な学生は10分程度、時には一度で覚えてしまう。その時間の差は確かに大きいといえるでしょう。

時間的な視点で見たら、瞬間的に覚えられる人が優秀だとなるかもしれませんが、脳科学的な視点で考えると、どちらがより優れているでしょうか。結論からお伝えすると、**長期記憶の方が脳科学的には優秀**となります。

記憶には、短期記憶と長期記憶があり、どちらも記憶を司る「海馬」を働かせることで物事を記憶しています。

記憶は時間とともに薄れるものと、長期記憶化して「一生もの」として身につくものがあります。海馬がしっかり働く時間が長ければ長いほど記憶に定着しやすいのです。脳科学的に見ると、私のように英単語を覚えるのに時間がかかる人は、勉強にかける時間も必然的に長くなるため、英語力が「一生もの」になりやすいといえるのです。

学生時代でしたら、短時間での「丸暗記」は、試験の点を取ることには役立つでしょう。しかし、我々中高年の大人は時間をかけて覚えた方が、長期記憶として適切に情報を取り出すことでより優れた結果を残せるでしょう。

テストで効果的にいい点を取れる「従来型の暗記」と、〝脳科学的な視点から見た、本当に頭のいい人〟がしている「真の暗記」、これら両方のメリットを最大限に活かすための方法をこの後、解説していきます。

60歳を過ぎると悪くなる記憶力の呪い

年齢を重ねて、記憶力が落ちた、物覚えが悪くなったと嘆いていませんか？これこそが、脳に対する大きな勘違いです。もはや「呪い」とも呼べるような、その〝思い込み〟を、私は全力で否定します。

私から言わせてもらえば、**大人になっても、記憶力が衰えることはありません！**

あなたの脳が成熟した結果、「記憶」するための脳の働きが変わっただけなのです。その仕組みをお伝えすることで、私は皆さんにかけられた「記憶力の呪い」を解く。それがこの本の目的のひとつです。

子供の頃に「無意味記憶」ができたわけ

子供は、言われたことをそのまま繰り返す「オウム返し」が得意です。知らない言葉でもそのまま記憶することができる若い脳は、まさに従来型の「暗記」が得意であるといえるでしょう。

子供の頃は、耳から聞いた情報をそのまま記憶すること、つまり言葉の習得のために、聴覚から記憶に繋がる脳の回路が最初に発達していきます。この時には、記憶の中枢である海馬と聴覚は相補的な関係になっていて、よく聞けば海馬が働いて記憶できるし、海馬が働かなければ聞こうともしないのです。

このような子供の頃の脳の仕組み、すなわち、聞いたものをそのまま吸収できる「学生脳」は20歳頃まででピークを迎えます。**そのまま記憶することを「無意味記憶」といいます**。

生まれてから20歳くらいまでの、成長段階の脳が得意とする「丸暗記」や「オウム返し」は、脳科学的な働きでいうと「耳から聞いた情報をそのまま記憶する力が強かった」だけということに他なりません。

従来型の「暗記」は無意味記憶をする力がある、つまり脳の使い方が未成熟だからこそ備わっていた脳の仕組みなのです。

聞いただけで理解をしなくても覚えられるというのは、確かに強力な才能であるように思えます。ただ、これができるのはズバリ「他の脳機能が未熟だから」

に他なりません。

一般的には、他の脳機能が発達していくほど無意味記憶ができる脳からは、遠ざかっていきます。補足すると例外的に、幼少期の記憶の仕組みが強く残っている人もいます。無意味記憶が得意な人は、記憶した後で、じっくり理解していくことになります。

成熟した大人の脳は、無意味記憶には向かなくなりますが、「意味記憶」を行うことが得意になっていきます。

脳機能と「脳番地」については後の章で詳しく解説しますが、脳のネットワークが発達することによって意味記憶を生み出すことができていきます。その言葉や、姿、形が持つ意味を深く理解することで、大人の脳はどんどん記憶力を高めていくことができるのです。

脳の「成人式」は30歳

脳は、生涯にわたり成長を続けます。現在の日本では18歳で成人を迎え、大人になったことを実感すると思います。脳の働きでいえば、その頃はまだ成長過程。記憶力や判断力、決断力など、あらゆる面を考えても、20歳以降の大人の脳の方がレベルは上です。

脳科学的な「成人式」は30歳です。

20代までの脳は、器官としてはまだ未熟で、成長段階にあります。脳の成人を迎えた後も、脳の機能はどんどん成長し、本来の「脳力」を発揮できるようになります。

その成長に「終わり」はありません。生涯にわたって、成長を続けます。

中年期は超脳野《ちょうのうや》（スーパーブレインエリア）の成長期

脳の中には、複雑な情報処理を行う部分があります。脳の「エリート集団」とも呼べるその場所を、私は「超脳野」と呼んでいます。

超脳野には、以下のようなものがあります。

❶超側頭野《ちょうそくとうや》…記憶や知識の蓄積を担う。30代が成長のピーク
❷超頭頂野《ちょうとうちょうや》…情報をもとに分析や理解をする。40代が成長のピーク
❸超前頭野《ちょうぜんとうや》…実行力や判断力を司る。50代が成長のピーク

これらの高次的な脳の力は、中年期以降がピークで、後天的に伸ばしていける

人間だけが持つ3つの超脳野の働きと成長の旬

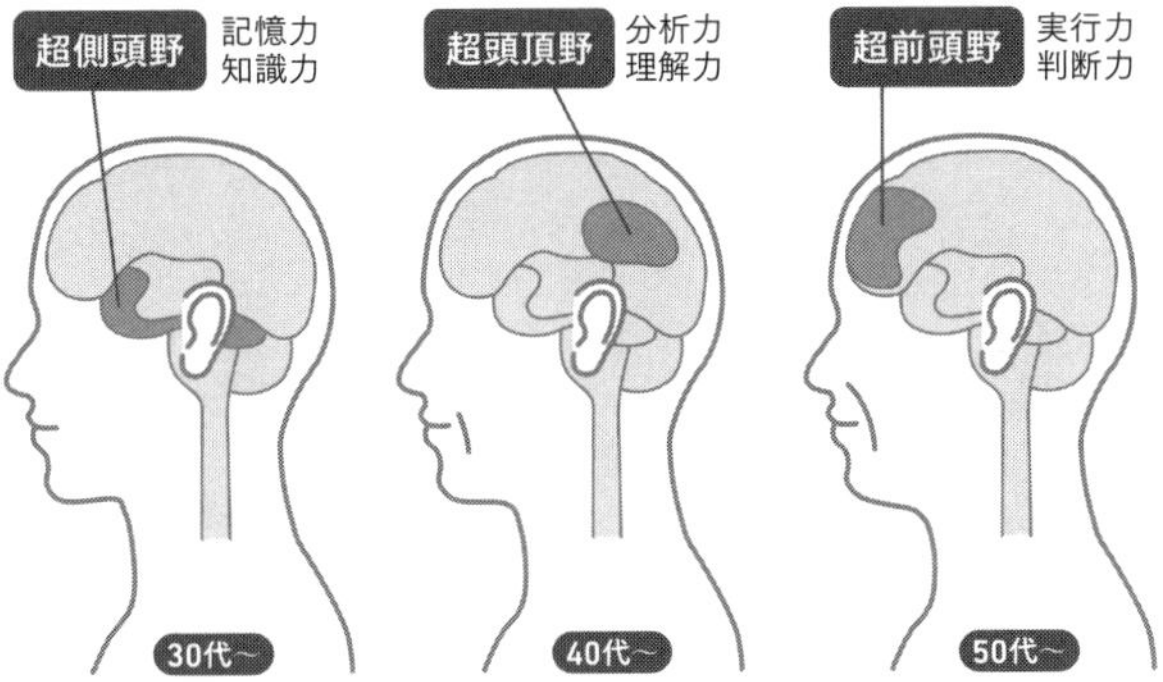

ものです。つまり、学ぶには絶好の時期だといえるでしょう。

脳全体の最盛期は40代後半から50代です。皆さんが「老い」を感じる頃が、実は脳の〝旬〟なのです。結婚や就職、仕事……ライフステージのさまざまな変化を経験し、新しい刺激を受ければ受けるほど成長する脳の高次機能が熟成をするのは、中年以降。**30代〜50代、特に45歳から55歳までの期間は人生における脳の「ゴールデンタイム」といえるでしょう。**

さらに大人の脳は、いくつになってから

でも「学びたい」という欲求があれば驚くべき成長ができる可能性を秘めています。それはゴールデンタイムを過ぎた60歳でも80歳でも同じ。

繰り返しになりますが、**脳は生涯成長をし続ける仕組みを備えています。ですから、脳の「衰え」を感じた場合、脳の成長が滞り始めているサインです。**

たとえば、得意なことが変わっていくだけで、以前できたことができないために、私たちはその変化を「老化」だと思いこんでしまうこともあります。

脳細胞の減少＝老いではない

脳の仕組み、脳細胞の数だけで見れば、1歳前頃から脳細胞がゆるやかに減少していくのは事実で、これを「老化」と捉えることもできるでしょう。しかし、脳細胞の減少と、脳の成長は全く別物です。

脳細胞の数だけでいえば、一生のうちで最も脳細胞が多いのは生まれたばかりの乳児期です。脳細胞がいくら多くても、細胞同士をつなぐ情報伝達回路のネットワークが形成されていなければ、脳を機能的に働かせることはできません。

脳の力は、脳細胞同士のネットワークを発達させることで成長します。

年齢とともに経験を積み重ね、さまざまな情報を処理していくことによって脳に刺激が与えられ、脳細胞同士のネットワークが広がり、脳の連携が強化されていきます。このネットワークの強化は、遺伝的なものではなく、後天的に伸ばしていくことが可能なのです。

丸暗記の「本当の意味」を教えます

今まで誰も脳科学的に「丸暗記」を考えたことはありませんでした。目で見た情報、耳で聞いた情報をそのまま覚えられるという、従来型の「丸暗記」に対して、「脳科学的な真の丸暗記」というのはどのようなものでしょうか。

覚えたことを身につけ、応用することがいつでもできる、「真の丸暗記」は、次の要素によって実現されます。

❶意思
❷時間

従来型の丸暗記※

忘却曲線

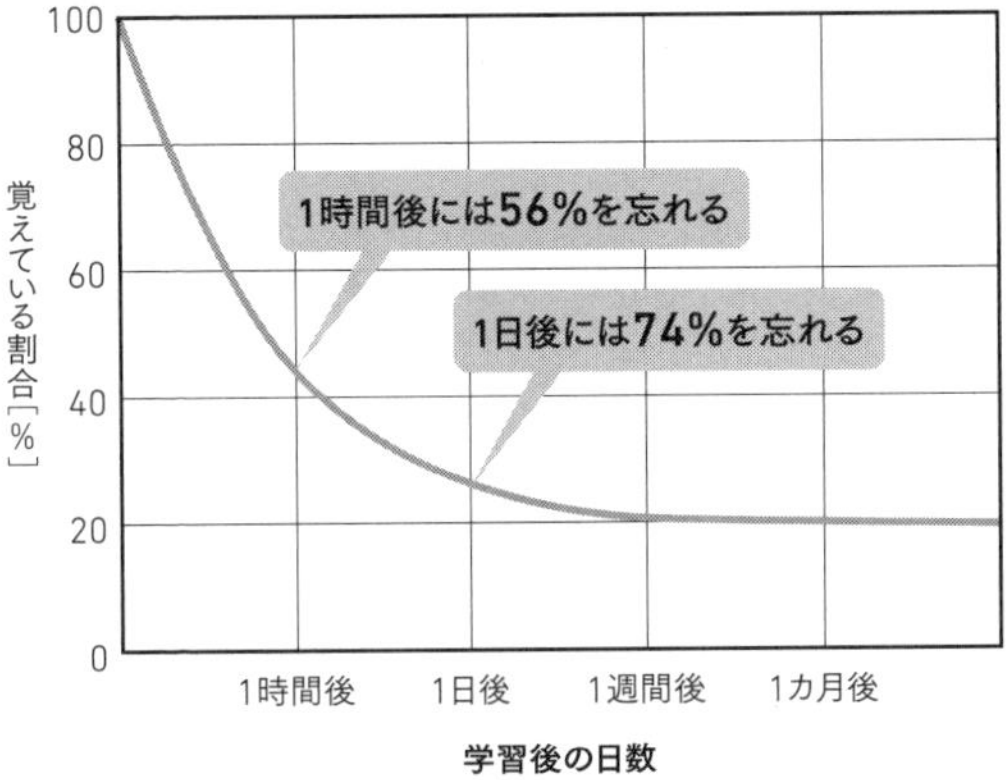

真の丸暗記

復習した場合の忘却曲線

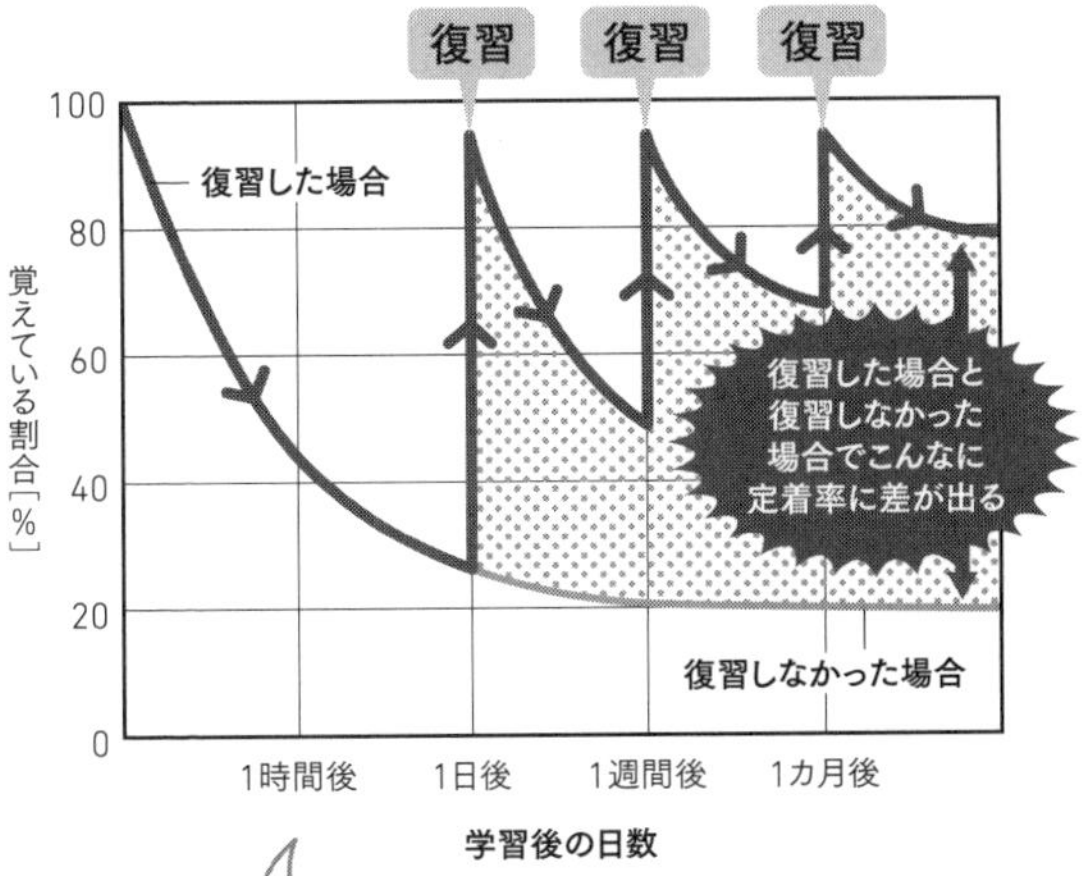

繰り返しの復習で忘れにくくなる

※加藤俊徳『すごい脳の使い方』(サンマーク出版)より引用

❶意思

意思と聞いて、「丸暗記したいと思って暗記できるなら苦労しないよ」とお思いになる方もいらっしゃることでしょう。私の考える意思とは、「**目的を持った脳の神経活動**」といい換えることができます。英語の勉強を例に取れば、「英語を使えるようになりたい」という意思を持って、単語や文法に取り組むということです。

❷時間

脳を刺激する時間は長ければ長いほど、その記憶が定着しやすい状態へ近づいていきます。

一瞬で覚えられる従来の「丸暗記」と時間を積み重ねていく「真の丸暗記」を

グラフにしました（p41参照）。その面積の「差」こそが、真の丸暗記が優れている点です。

記憶は、時間が長ければ長いほど定着率が上がっていくことがおわかりになるでしょうか。

記憶系脳番地の3つのシステムとは？

脳の記憶機能には、大きく分けて3つのシステムがあります。「ワーキングメモリ」と「短期記憶」そして、「長期記憶」。記憶力を高めるためには、この3つのシステムの違いと、どう関連しているかを理解することも大切です。

❶ワーキングメモリ…脳が作業をするための情報の一時的置き場
❷短期記憶…短期的に保管しておく記憶
❸長期記憶…長期的に定着した記憶

❶ワーキングメモリ

「ワーキングメモリ」とは、限られた時間内で作業をする時に使用している脳の記憶の「一時置き場」です。

今あなたが読んでいるこの文章と、前のページの文章を関連付けて考えることができるのは、このワーキングメモリに文章の内容が一時的に保管されているからです。

ワーキングメモリはあくまでも「一時的」であることが特徴です。たとえば、会話の中で電話番号や住所を言われた時に、その場で覚えようとした時。メモを取るまでの時間は覚えていられるかもしれませんが、10分後にはその電話番号や住所を覚えていられることはほぼないと言っていいでしょう。

ワーキングメモリは一時的に情報を集約しておくための「作業場」のようなもので、その情報は一度、短期記憶へと送られます。したがって、ワーキングメモリと短期記憶は密接な関係があります。

❷短期記憶

短期記憶は数時間～数日間の間、情報を保管しておけます。記憶を司る「海馬」が見聞きしている情報収集過程で活動している時のみ長期記憶の保管庫へと送られます。

❸長期記憶

長期記憶へ移動した情報は、倉庫のように情報を長期間保管できますが、好きな時に利用するには定期的に長期記憶からその情報を引っ張り出してきて、ワーキングメモリの上で確認作業をし直す必要があります。

あなたの脳を「大きな倉庫」であると想像してください。たくさんの物が詰まっている倉庫から、必要なものを取り出すのが「思い出す」という行為ですが、たくさんの物の中から必要なものを取り出すことはすぐにできませんよね。それがよく使うものだとしたら、一度取り出して、もう一度しまう時に取り出しやすい場所に保管し直す必要があります。

取り出した情報を改めて整理したり、新しい情報が付け足されたりすることで、長期記憶の保管に再度しまい込むことも容易になりますし、思い出す時もスムーズになります。それはまるで、長期記憶の保管庫に「よく使うものコーナー」を作るようなもの。その出し入れが簡単に行えるようになることが、記憶力を高めるコツだといえるでしょう。

頭の中に「合同」ではなく「相似」を作る

一瞬で覚えて、一瞬でアウトプットする従来型の「暗記」とは、頭の中に見たものと「同一」のものを持っておく行為です。俗にいう「カメラアイ」と呼ばれる暗記方法は、「同一」のものを持つ「合同」を脳内に作ること、つまり、全く同じものを頭の中に写し取る技術です。

しかし、テストに出すと言われた教科書のページを丸暗記して、頭の中に「合同」を作ったとしても、教科書の順番通りに問題が出るとは限りません。それが数学の問題であれば、なおのことです。数学は答えを導くまでのプロセスが、きちんと定着していないと得点を取れないため、答えを「暗記」することは馬鹿げたことであると気づくでしょう。

従来型の丸暗記が、ある程度役に立つのは疑いのないところです。しかし、「合同」の認識で記憶を形成している場合、応用が利かず、役に立たない知識になってしまいます。

対して、私の考える「真の暗記」とは、頭の中に「相似」を作る行為です。
相似とはどういうことかというと、2つの図形がたとえ同じ形でなかったとしても、ぴったり重なることを示します。もっと具体的にいうと、考え方の「型」を作ることに近いかもしれません。

合同と相似の違い

合同

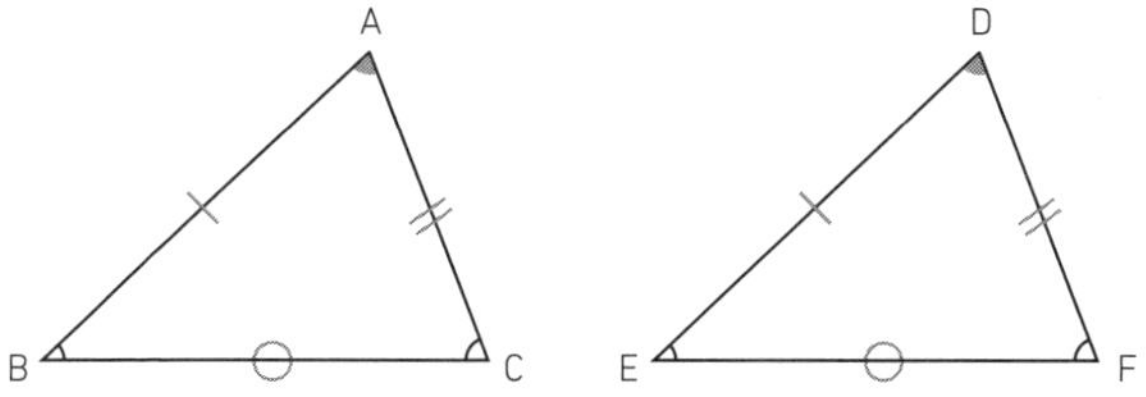

相似

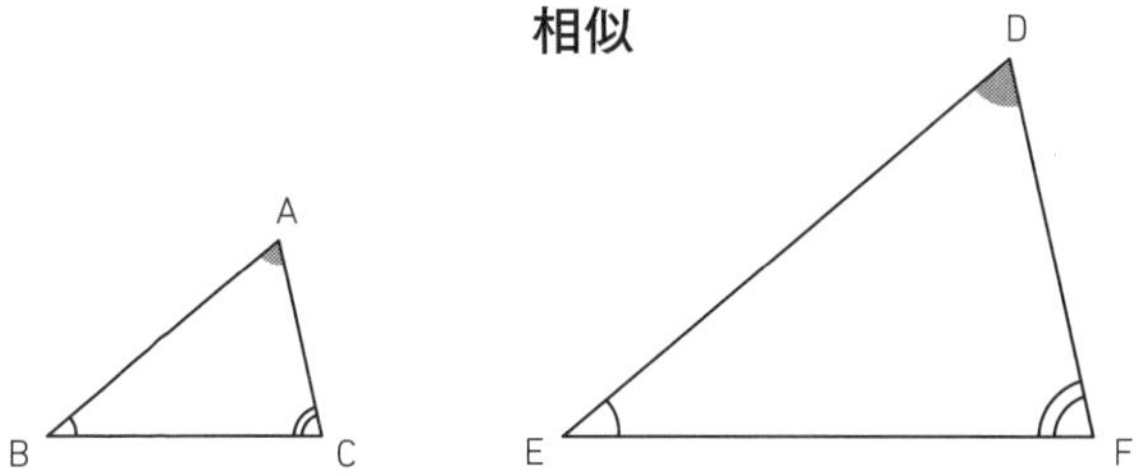

そのまま物事をトレースするのではなく、
似た形を脳内に作れば、暗記は得意になります！

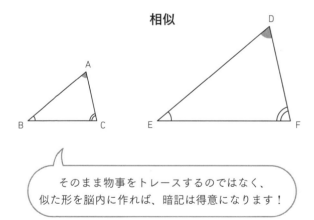

頭の中に、覚えたものを「合同」に写し取る従来型の暗記方法は、少しでも違うものに対して応用できない。真の暗記とは、頭の中に「相似」を作り出すこと。

真の暗記とは、覚えたことが形を変えて目の前にあらわれても「これは覚えたことだ」「だったらこう使える」「このように変形することもできるだろう」といった、思考や理解を伴って応用することができるのです。

こうした暗記の働きを脳科学的に見ていくとどうなるのでしょうか。脳の働きを大きく分けた「脳番地」と記憶の関係については、次章で解説していきます。

2章

脳番地を使うすごい記憶法

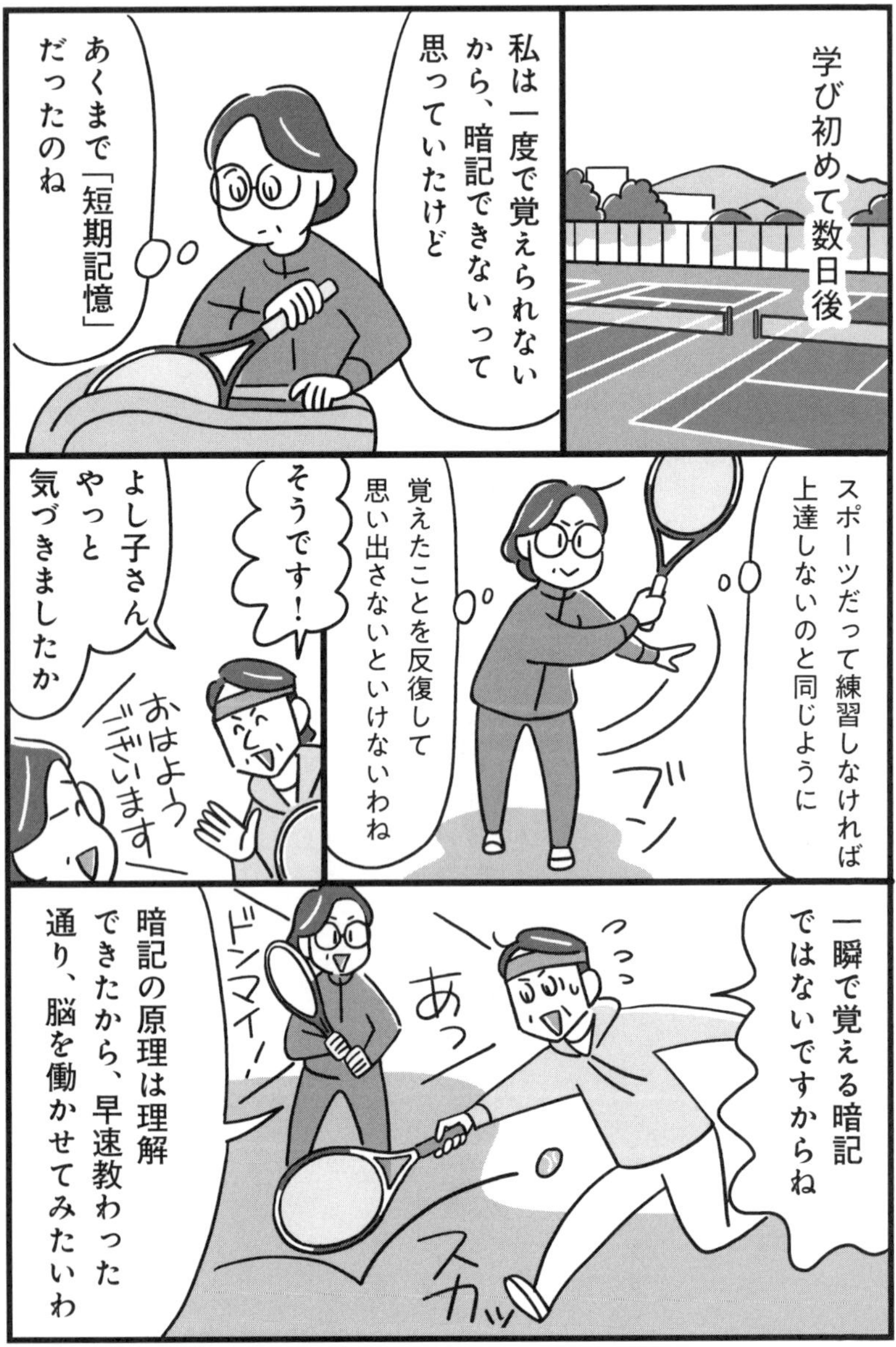
学び初めて数日後
私は一度で覚えられないから、暗記できないって思っていたけど
あくまで「短期記憶」だったのね
スポーツだって練習しなければ上達しないのと同じように
ブン
覚えたことを反復して思い出さないといけないわね
そうです！
おはようございます
よし子さんやっと気づきましたか
一瞬で覚える暗記ではないですからね
あっ
スカッ
ドンマイ！！
暗記の原理は理解できたから、早速教わった通り、脳を働かせてみたいわ

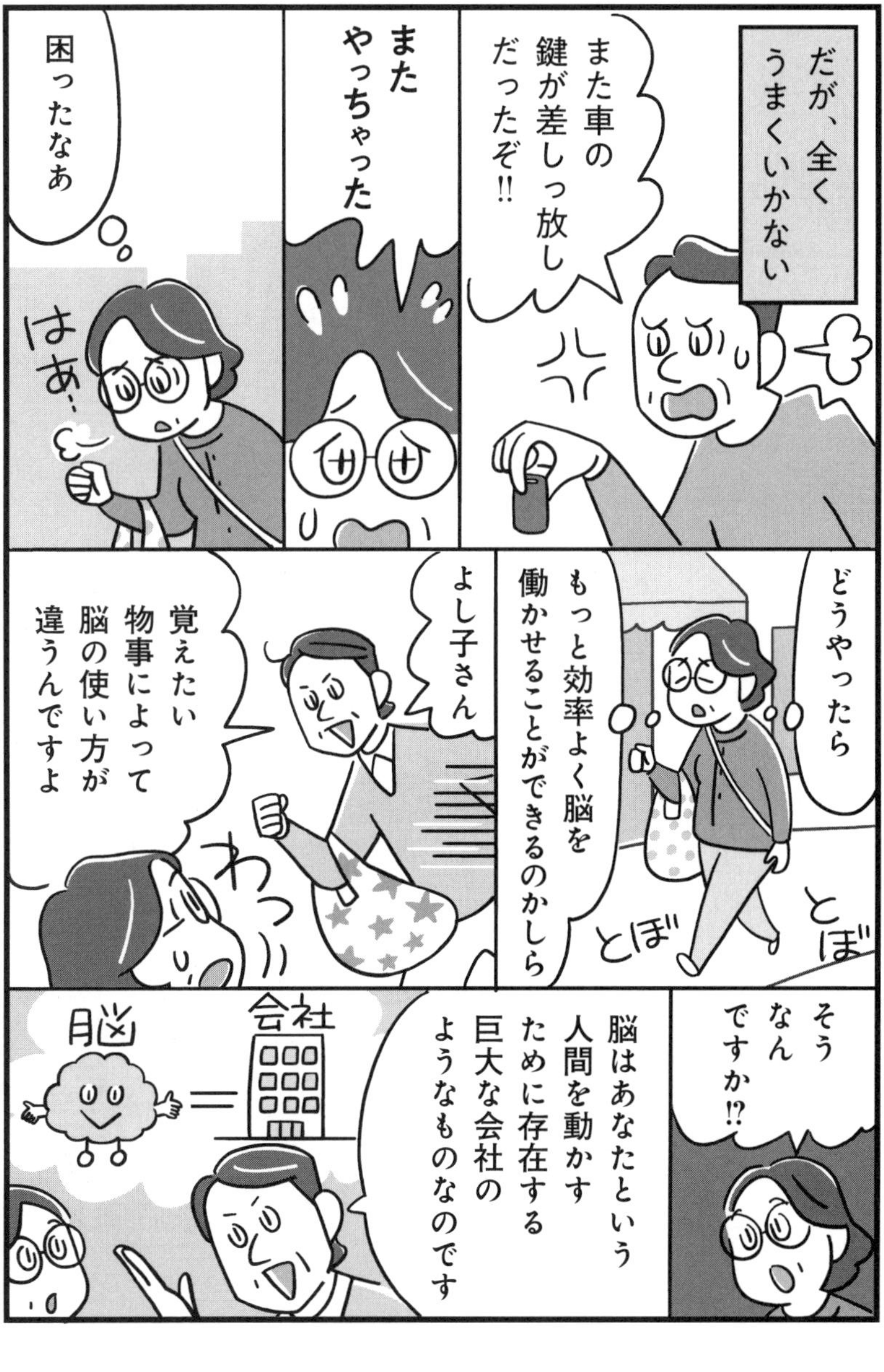
だが、全くうまくいかない
また車の鍵が差しっ放しだったぞ!!
またやっちゃった
困ったなあ
はあ…
どうやったらもっと効率よく脳を働かせることができるのかしら
とぼ
とぼ
よし子さん
わっ
覚えたい物事によって脳の使い方が違うんですよ
そうなんですか!?
脳はあなたという人間を動かすために存在する巨大な会社のようなものなのです
脳
会社

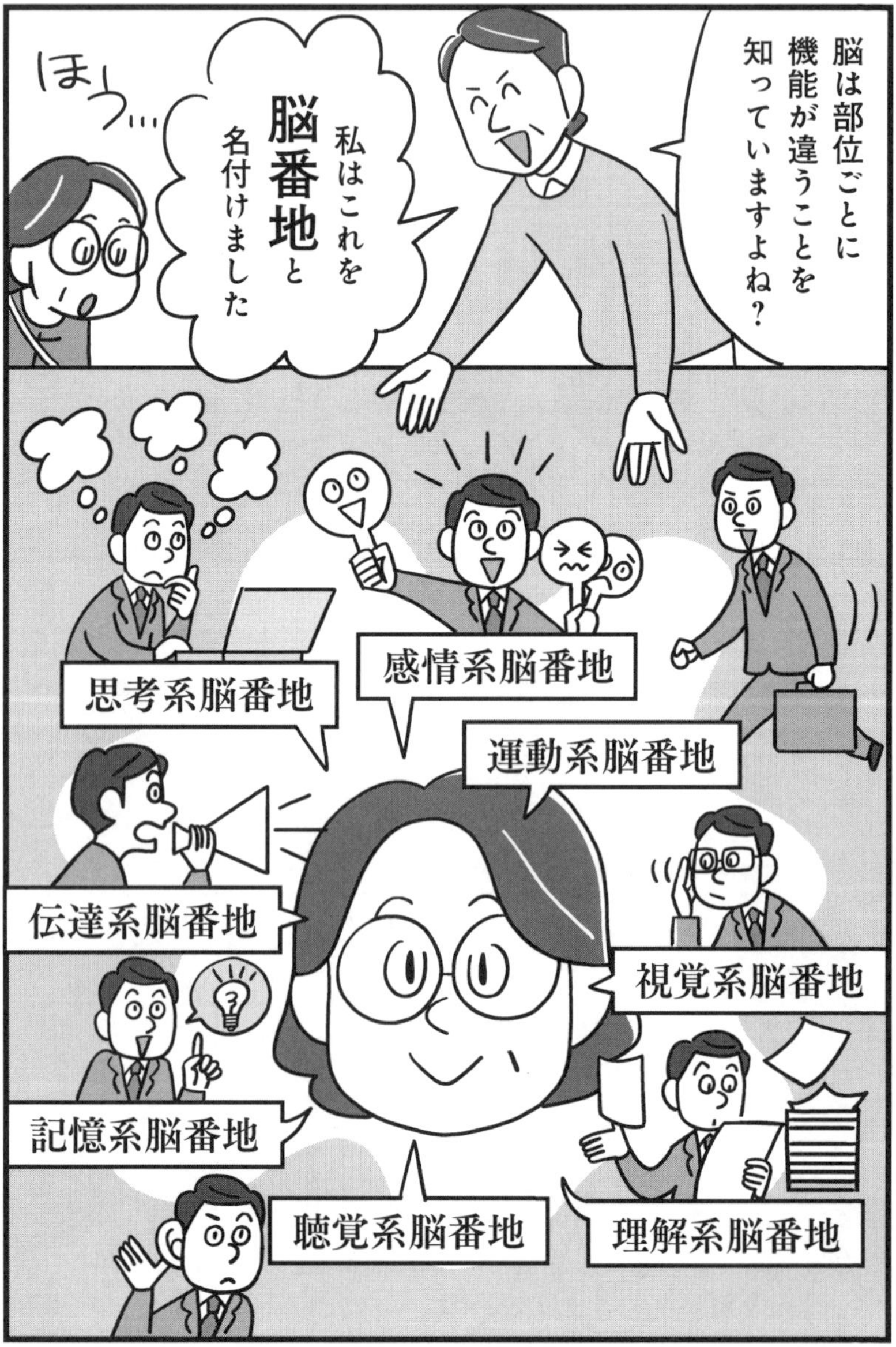
脳は部位ごとに機能が違うことを知っていますよね？
私はこれを脳番地と名付けました
ほう…
感情系脳番地
思考系脳番地
運動系脳番地
伝達系脳番地
視覚系脳番地
記憶系脳番地
聴覚系脳番地
理解系脳番地

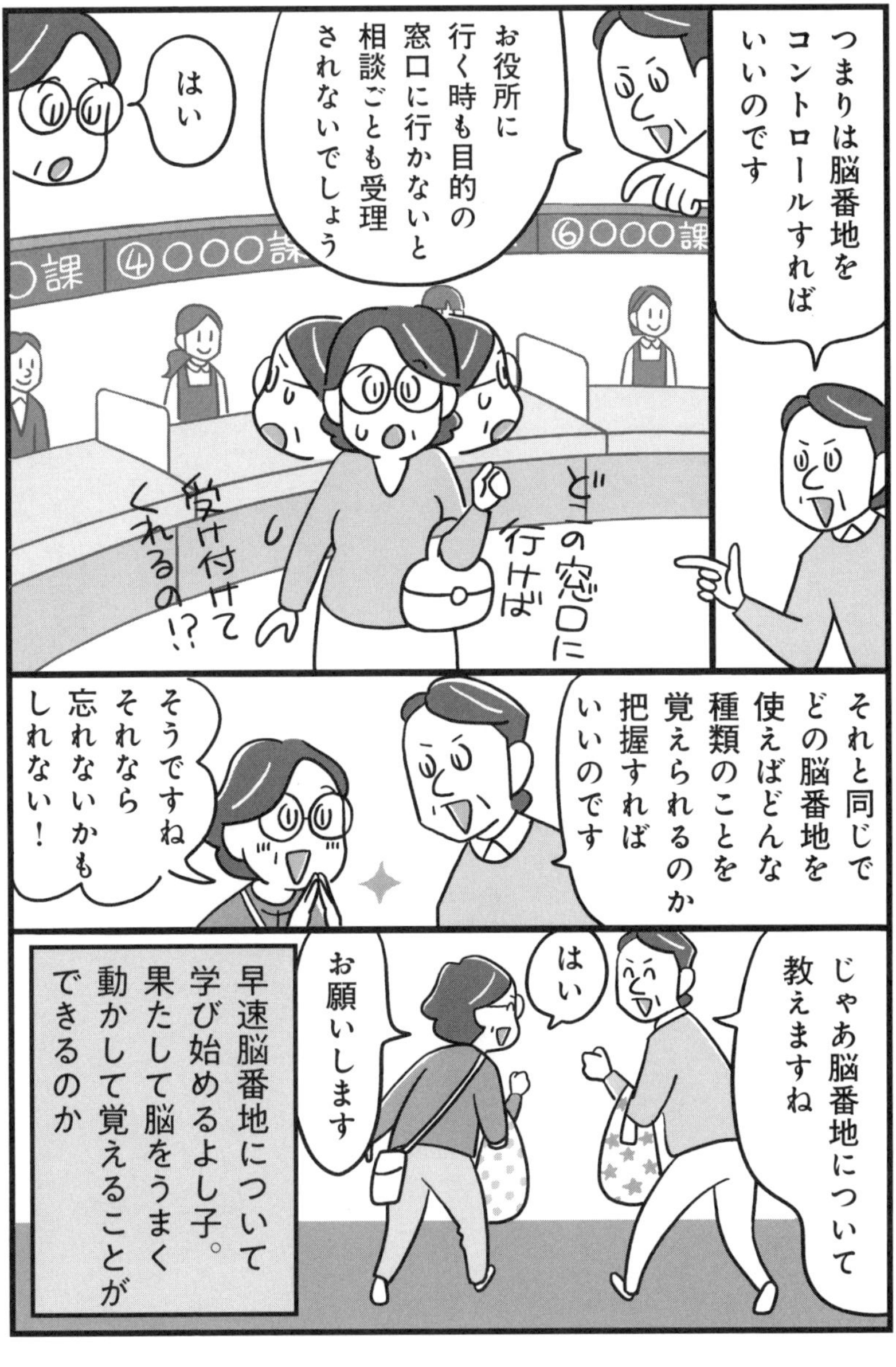

つまりは脳番地をコントロールすればいいのです
お役所に行く時も目的の窓口に行かないと相談ごとも受理されないでしょう
はい
⑥○○○課
④○○○課
○課
どこの窓口に行けば
受け付けてくれるの!?
それと同じでどの脳番地を使えばどんな種類のことを覚えられるのか把握すればいいのです
そうですねそれなら忘れないかもしれない!
じゃあ脳番地について教えますね
はい
お願いします
早速脳番地について学び始めるよし子。果たして脳をうまく動かして覚えることができるのか

そもそも「脳番地」とは何か

脳には、1000億個を超える莫大な神経細胞が集まっており、それぞれに役目があります。同じような働き方をする細胞同士が集まって、脳細胞集団を形成しています。

脳は、あなたという人間を動かすために存在する巨大な「会社」のようなもの。

私は、脳における「部署」のような役割を果たす場所を、それぞれの役割に分類し、「脳番地」と名付けました。脳を1枚の地図に見立てて、その働きごとに住所を割り振ったのです。

脳には左脳・右脳があり、働きによって、大きく8つの系統に分けられます。

❶**思考系脳番地**：考える時に働く脳番地。
❷**伝達系脳番地**：コミュニケーションを通じて意思疎通を行う脳番地。
❸**理解系脳番地**：目や耳から入ってきた情報を理解する脳番地。
❹**感情系脳番地**：喜怒哀楽といった感情を表現する時に働く脳番地。
❺**運動系脳番地**：身体を動かすこと全般に関わる脳番地。
❻**視覚系脳番地**：目で見た映像、読んだ文章を脳に集積させるために働く脳番地。
❼**記憶系脳番地**：ものを覚えたり、思い出したりする時に働く脳番地。
❽**聴覚系脳番地**：耳で聞いた音や言葉を脳に集積させるために働く脳番地。

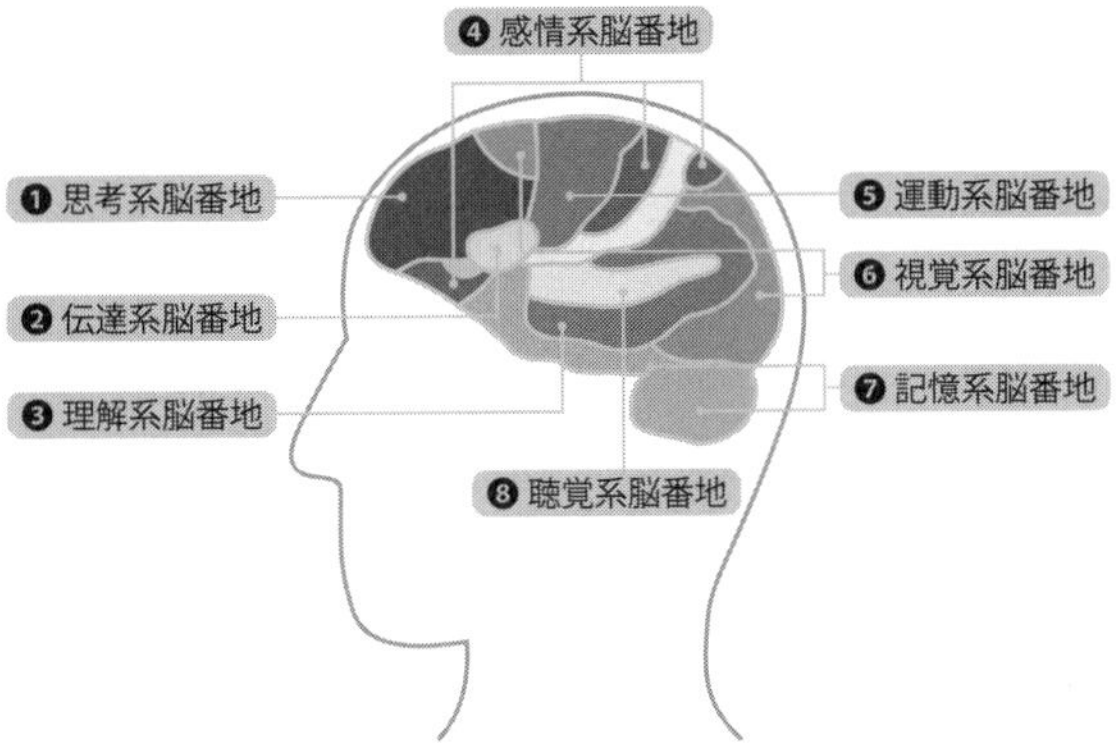

これらの脳番地は、お互いが影響を与え合い、一大ネットワークを形成しています。細胞は老化によって年々減少していき、脳の神経細胞も例外ではありません。

しかし、脳番地同士を繋ぐネットワークは、連携を繰り返して神経細胞を強くします。脳番地同士の繋がりを強くすることで脳はいつまでも成長し、脳の機能は強化されていくのです。

8つの脳番地は「記憶力」にどう関わるのか

では実際に、記憶をする時にそれぞれの「脳番地」がどんな役割を果たしているか、解説していきます。

❶思考系脳番地…「覚えたい」という明確な目的を作る

脳番地のリーダー的存在でもある「**思考系脳番地**」は、**それぞれの脳番地に指示を出し、仕事をさせるのが主な役割**です。思考系脳番地を動かすことで、トップダウン的に他の脳番地も働くことが特徴です。視覚や聴覚、運動（触覚）などで入ってきた情報を、理解系脳番地とともに取捨選択をし、さらに必要な情報があればそれを取りに行くように視覚系や聴覚系などに指示を出します。

必要な情報が集まったと思考系が判断すれば、意思決定を行い、他の脳番地に指示を出します。伝達系脳番地と連携してコミュニケーションを通して誰かに伝えたり、運動系脳番地に指示を出して動いたりと、実際の行動をコントロールするのが役目です。

思考系脳番地は、前頭葉というモチベーションに関わる場所に集中しており、ある情報を「覚えたい」という強い意思を明確にします。その強い意思が、他の脳番地に指示を出すことで、情報を記憶しやすくさせます。**記憶系に明確な目標を持たせることが「すごい記憶力」のベースを作ることに繋がる**のです。

❷伝達系脳番地…記憶している中身を言葉やイメージでアウトプットする

「伝達系脳番地」は、あらゆる身体の機能を使って誰かに何かを伝えたい時に使われる脳番地です。声を出して意思を伝える、紙に書いてイメージを伝える、体全体を使ってジェスチャーをするなどは、すべて伝達系脳番地の守備範囲です。

伝達系脳番地は、右脳と左脳の両方にあり、言葉を使って伝える時には左脳の伝達系脳番地が、非言語の場合は右脳の伝達系脳番地が使われています。

覚えた事柄をもとに、紙に文字を書いたり、言葉を使って人に説明するという「アウトプット」を行う際には、伝達系だけではなく、記憶系（覚えたことを記憶の中から引き出す）や理解系（覚えたことを理解し、人に伝えられる情報のベースを作る）、視覚系・聴覚系（アウトプットしたものを自分の目や耳で確認する）、運動系（手を動かす、声を出すなど伝えるための動きを生み出す）など、他の脳番地が一緒に働くため、その記憶はより定着しやすくなります。

「誰かに教える」ことでより深い理解や記憶の定着を促す勉強法を、塾や予備校などで採用しているケースがありますが、これは伝達系脳番地をきっかけに他の脳番地を一緒に動かすことができるため、効果があるのです。

逆にいえば、**伝達系がしっかり働かないと、記憶は定着しにくく、表出（アウトプット）もしにくくなります。**アウトプットができないということは、せっかく覚えたことを頭の中から取り出すことができないということですので、記憶を定着させる時も、覚えたことを頭の中から取り出す時も、伝達系脳番地が深く関わっていると考えられます。

❸理解系脳番地…物事の意味を理解して「意味記憶」の生成を助ける

目や耳を通じて得た情報を「理解」する時に働くのが「理解系脳番地」です。

たとえば日常生活で会話をしている時、相手の言葉を「文字通り」理解するだけではなく、相手の真意を推測したり、感情を読み取ろうとすることがあるでしょう。このような場合に、理解系脳番地は働いています。

理解系脳番地も右脳と左脳に分かれて分布しています。右脳の理解系は、その映像やイメージがどんな意味を持つか理解し、左脳を使う場合は、言語表現の意味を理解しています。

自分の持っている情報を扱うには、その情報を分析したり比べて理解する必要があり、理解するためには考える必要があります。だから理解系脳番地は思考系脳番地との繋がりが深いものとなっています。人の理解の仕方はさまざまで、脳によって理解の「癖」のようなものがありますが、この「理解」の仕方のバリエーションを増やすことで、理解系脳番地は発達していきます。

逆に、よく考えずに「これはこういうものだ」と決めつけてしまう傾向にある人は、理解系脳番地の一部だけが働いている状態になり、脳のネットワークをうまく利用することができません。理解系と思考系を広範囲にわたって多様に働かせることで、脳の機能はより発達していくといえるでしょう。

記憶において理解系脳番地は「意味理解」を形成するために働きます。

語源や活用など、その単語に付随するさまざまな背景情報も一緒に取得することで、脳が「扱える情報」になり、その単語を「理解した」「わかった」といえるのです。深く理解するということは「意味記憶」を形成することに繋がります。

たとえば、「米」という語彙を例にとりましょう。異なったカテゴリーである新米と米国や、同一カテゴリーの米ぬか、米粉、米どころなど米という文字に関して、関連性を幅広く深めていく必要があります。

このような理解の多様性を増やしていくことが、「記憶力」を上げるために必要なことなのです。

❹感情系脳番地……出来事記憶に「感情」を加える働きをする

「感情系脳番地」は、喜怒哀楽といったさまざまな感情を生み出す役割を持っています。思考系脳番地と並び、他の脳番地に大きな影響を与える脳番地です。感情系脳番地は、思考系脳番地が大部分を占める前頭葉にも存在しているのですが、側頭葉の内側面にある「扁桃体」というところにも位置しています。扁桃体は記憶を司る海馬のすぐそばにあるため、記憶に関しても重要な役割を果たすことがわかっています。

感情系脳番地をコントロールすることで、深い思考や記憶の実現につながり、自分にとって必要のない情報の取捨選択ができるようになります。特に、人間の記憶に関わる「海馬」との繋がりが深いため、喜怒哀楽の感情が強く出るほど記憶に強い印象が残りやすいことが特徴です。

昨日食べた食事を思い出すことが難しい人でも、好きな人と行ったお店や、心から嬉しいことがあった時のお祝いの食事、雑誌やテレビを見て「食べたい」と強く思った食べ物など、なにか特別な出来事があった時の記憶であれば、数年前、数十年前でも思い出せるのではないでしょうか。

「嬉しい」「楽しい」「悲しい」といった感情とともに経験したストーリー性の強い出来事は、普段の日常の記憶とは区別されます。これは「エピソード記憶」や「感情記憶」と呼ばれ、**感情が大きく動くほど感情系と記憶系を繋ぐ脳番地のルートは刺激され、感情の動きをともなった情報を、海馬は「重要な情報だ」と認知します。**

また、かつてケンカをした人の顔を見ると嫌な気分がしたり、好きな人を見てドキドキするというのも「感情記憶」の一種です。

⑤運動系脳番地…記憶するための行動の手順を決める

「運動系脳番地」は、あらゆる脳番地の中で最も早く成長を始めます。人の脳は、まず運動系脳番地が発達し、続いて前頭葉付近にある思考系・感情系脳番地、続いて脳の後方にある視覚系・聴覚系・記憶系の脳番地が発達します。

運動系脳番地の機能は大きく分けて2つあります。ひとつは文字通り、手を上げる・歩くなど考えずに身体を動かす時に働きます。

もうひとつの大切な役割は、身体を使って何かをしようと決めた時にどう身体を動かしてその目的を達成するかのプランニングをすることです。

たとえばスポーツの場合、目で何を見て、耳で何を聞いて、どういう情報があれば、どう動いて得点に繋がるか。楽器を演奏する場合であれば、楽譜を見て、実際に楽器に触れ、どのように手を動かし、奏でた音を耳で確かめ、動きを微調整していくか。このような時に、運動系脳番地は、思考系や視覚系・聴覚系など、複数の脳番地と連動して働きます。

運動系脳番地はその名前から、記憶に関係ないと思われがちですが、**記憶と関わる部分においては「行動の手順」を考え、実行する際に運動系脳番地は働いています。**たとえば「紙に書いて覚えよう」「繰り返し口に出して覚えよう」という時にも運動系脳番地が運動のプランニングを立てて実行します。口に出して覚えようとする場合であれば、目を使って見た情報を口に出して覚えようとする時、実際に目や口を動かしているのは運動系脳番地です。

ある記憶を思い出そうとする時に、首をひねったり、空中を見つめたりする方もいらっしゃると思いますが、そういった思い出すための「トリガー」となる運動も、運動系脳番地が行っています。単純な動きではありますが、記憶する・思い出すために連動した動きをすることは脳にとってとても重要なことです。

❻視覚系脳番地…目で見たものを理解系、記憶系、感情系に繫ぐ

「視覚系脳番地」は、目で見た情報を理解系、記憶系、感情系の脳番地にわたす役割を持っています。左右の後頭部に存在し、両眼のすぐ後ろから伸びる視神経によって、脳の中心部を経由して、視覚情報が送られてきます。

右の視覚系脳番地は主に映像、左の視覚系脳番地は主に文字・言語系の理解に関係しています。

文字ばかりを見ている人は左脳の視覚系脳番地が発達していき「言語系人間」の傾向が強く出てきます。映像や絵ばかりを見ている人は右脳の視覚系脳番地が発達していき「視覚系人間」の傾向にあります。

視覚系脳番地も聴覚系脳番地同様に、「見たいもの」を優先してみる注意選択性や「すでに知っているもの」を捉える既存選択性の特徴を持っています。すなわち、ぼんやりと見ているだけでは、目の前の視覚情報を脳がスルーしてしまうことがあります。

思考系脳番地の「見たい」という意思や、理解系脳番地の「読んで理解したい」など、他の脳番地に大きく影響を受けて「見るもの」を決めています。

また、視覚系脳番地は、何かを「見る」番地、「動きを捉える」番地、目で見たものの違いや良し悪しを判別する「目利き」をする番地の3つに分けられます。目で見たものの良し悪しを判別することは、過去の記憶や印象と照らし合わせるために記憶系や感情系脳番地と理解系や思考系脳番地との連携が必要不可欠です。

❼記憶系脳番地…情報を捨てる、保持する、長く保つなどの記憶対象の種類や重要度を分類する

脳の左右の側頭葉の内側部にある「海馬」という器官は、記憶の蓄積に深く関係しています。この海馬の周囲に位置しているのが「記憶系脳番地」で、左脳は主に言語、

右脳は主に映像の記憶を司っています。

視覚系や聴覚系など、他の脳番地が得てきた「短期記憶」を集積し、情報を取捨選択する役割があります。これらの調整を行っているのが海馬です。

海馬は「生き延びるために必要な知識」や「命に関わる重要な情報」を優先的に長期記憶に残そうとする特徴があります。残念ながら、海馬にとっては英単語も計算式も、歴史の年号も生き延びるためには不要な情報だと判断されやすいので、それらのほとんどを忘れようとします。生存欲求に依存しやすい海馬の特性は、年齢を重ねるごとに強くなります。

ですから、子供の頃には簡単にできたはずの丸暗記も、30歳頃にはかなり生存欲求型の海馬の働きに変わっていきます。まれに、$\sqrt{3}$を小数点20桁まで覚えている子供がいますが、無意味記憶型の海馬の働きが強いと考えられます。

一度覚えたことでも記憶が減衰すると感じるのは、生存欲求型の海馬の働きでより残したい記憶・残ってしまう記憶の選別が脳内で絶えず起こっていることに起因して

います。

たとえば「覚えるそばから忘れていく」という言葉がありますが、その理由のひとつとしてどんどん情報が入ってくることによって、記憶系脳番地が重要だと判断した情報以外を忘れていくということが考えられます。もうひとつは、覚えるべき情報が多すぎると、脳内で振り返る時間が減ってしまうため、記憶の定着性が低くなるのです。

これらの現象は、脳が記憶するよりも忘れる方が得意であることにも起因しています。脳のワーキングメモリーの容量には限りがあり、また、脳は膨大なエネルギーを必要とすることから、なるべく省エネで働きたがる特性があります。重要だと脳が判断したもの以外はどんどん忘れていくことで、効率よく頭を働かせようとしているのです。

❽聴覚系脳番地…耳から聞いたことを理解系、記憶系、感情系に繋ぐ

「聴覚系脳番地」は、耳で聞いた情報を理解系・記憶系脳番地にわたす役割を持っています。右脳と左脳に存在しており、他の脳番地と同様、左脳側は主に自分が作り出す言語の聞き取りに使われ、右脳側は主に周囲の音や他人の声に注意を払う時に使われています。特に、左脳の聴覚系脳番地は、脳内言語といって、文章の黙読をしている時に、頭の中で鳴っている自分の声を認知するために、伝達系脳番地と密接に連携をとっています。

私たちは普段、耳から入ってくる膨大な音の中から「聞きたい音」「すでに知っている音」を優先して聞くという「選択性」という特徴を持っています。ガヤガヤしたパーティー会場の中で、小さな声でも自分の名前が呼ばれた時に反応してしまう現象を「**カクテルパーティー効果**」と呼びますが、これは聴覚系脳番地の選択性に起因する現象です。

知っている人の声や曲など、自分の「聞きたい音」を選択しているため、「自分が何を聞きたいか」という意思を持つことで、より聴覚系脳番地は活性化します。逆にいえば、ただ曲を流したり、興味がない内容を音声学習しようとしても、ただ聞き流してしまうだけということになりやすいということです。

たとえばあるポップ・ミュージックのミュージックビデオを見ることで、視覚系と聴覚系の脳番地が連動します。その曲を聞いた時に生まれた感情と記憶が連動し「もっと聴きたい」と思考系脳番地も動き出します。

聴覚系脳番地は選択性があると書きましたが、その音声情報に「意味」を持たせ、感情系や思考系、理解系、記憶系の脳番地と連動します。また、それらの情報を人に伝えたいと思ったならば、伝達系も動き出します。このように聴覚系脳番地が得た情報は、多くの脳番地を動かし「記憶力」を高めるための大切な働きをします。

記憶系脳番地を働かせるだけでは「記憶」はできない

海馬などの「記憶系脳番地」が発達していれば、記憶力はよくなるのでしょうか？　記憶系脳番地は、ものを覚えて、その情報を必要な時に取り出す、まさに「記憶」に必要な機能を備えた脳番地なのですが、この脳番地を刺激するだけでは記憶力を高めることはできません。

先ほどお伝えした通り、脳番地は「ネットワーク」を作ることによって強固に成長していく特性があり、記憶系脳番地においても同様です。**記憶系脳番地を成長・発達させるためには、複数の脳番地を同時に刺激し、脳の記憶に関するネットワークを繋げていくことが重要になります。**

複数の脳番地を同時に刺激して「すごい記憶力」になる

物事に対して思考系脳番地が「覚えたい」と感じ、運動系脳番地がその方法を考え、視覚系・聴覚系脳番地が得た情報を、他の脳番地に渡してその意味を理解系脳番地で理解します。

そこに「嬉しい」「楽しい」といった感情系脳番地の力が加わり、伝達系脳番地が複数の脳番地を動かし、誰かに伝えられるようになれば、あなたの記憶には深い理解とともにある本物の知識が残るでしょう。

自分の脳が持っている特性を理解して、複数の脳番地を活性化させ、動かす。このサイクルを繰り返すことで、記憶力はより強固なものになっていくのです。

大人の脳のネットワークには「高速道路」ができている？

大人の脳は、それぞれの持つ経験によってどんどん個性化されていきます。脳番地同士を繋ぐ「ネットワーク」の特徴が、その人の脳の個性だと言っていいでしょう。

よく使う脳の経路は高速道路のように「高速化」されています。処理スピードは速く、脳に負荷をかけずに行うことのできる、いわば脳の特技です。

どのような経路が高速化されているかは、その人の経験によって違います。たとえば、営業系の仕事を長年続けてきた人は、商材を理解系で腹落ちさせて、伝達系に繋げる経路が発達していますし、秘書を続けてきた人であれば記憶系と理解系がよく繋がっているなど、経験などでよく使う脳番地が決まっています。

この**「高速道路」を上手く使うことで、大人の脳でも記憶をすることができる**のです。

しかし、高速道路ができてその道路ばかり使っていると、どうなるでしょうか。一般道を使わなくなってしまいますよね。よく使わない脳番地が「サボる」状態になってしまいます。一方で、高速道路もずっと使っていると惰性で使うこととなり、劣化します。この状態に陥ると「最近、同じ作業をやっていても時間がかかるように感じる」という実感に繋がるのです。

高速ネットワークができている部分とそうではない部分を知り、バランスよく使ってあげると脳は発達しますが、脳がサボる状態に陥ることがあります。**苦手なことや慣れないことでも、たまには挑戦することを忘れないでください。そうすれば一般道の脳のネットワークも活性化し、脳全体の脳力が上がっていくことでしょう。**

世間でよく聞く「暗記法」は正しいのか

複数の脳番地を同時に刺激し、活性化させることで、記憶の定着に繋がることをお伝えしてきましたが、これまでの一般的な暗記法は脳から見て理にかなっているのでしょうか。本項では、誰しもやったことがある「暗記法」について、脳科学的な視点から解説をしていきます。

暗記法1 一夜漬けは効果があるの?

答え1 試験に受かっても身につかない

テストの前日に、覚えなければいけないことを一気に暗記し、本番に臨む「一夜漬け」。

完璧に覚えられたとはいえないまでも、一夜漬けでテストの点数をアップさせた経験がある人も少なくないでしょう。

海馬が保存する「短期記憶」は、覚える内容や海馬の状態によって個人差がありますが、2～4週間ほどの期間は保持されると言われています。一夜漬けで覚えた内容は、次の日であれば覚えている可能性も高く、中間テストや期末テストなど、比較的勉強時間がとれない時に行われるようなテストでは、一定の効果があります。

しかし、司法試験や医師国家試験といった試験でも有効かと言われると、疑問があります。短期記憶だけでは対応できない分量があり、覚える情報の質も違うため、一夜漬けで弁護士や医師になることは難しいといえます。

情報が身につく・身につかないというい方をすれば、一夜漬けで得た知識は「身につかない」ものであり、長期記憶や応用力が問われる試験においては適さないでしょう。

ただ、私も学生の頃にはテストの教科がおよそ20科目もある中で、学習しきれない部分を一夜漬けで乗り切ってきたことはありました。試験を切り抜け、1点でも多く点数を取るための「危機管理」の手段としては有効だと思います。

短期記憶の個人差はかなり大きく、ADHD（注意欠陥多動性障害）の特性のある人は、2〜4週間と言わず、一晩寝たら、昨夜解けた算数の問題が全くわからなかったり、立ち上がった瞬間に、やるべきことが頭から消えたりすることも多々あります。

もちろん、認知症の兆候が出ている人はいうまでもなく、さっき一緒に食べた食事のメニューすら記憶していないことが起こります。

暗記法2 語呂合わせはいいの？

答え2 イメージや音が記憶に結びつく

「鳴くよ（794）うぐいす平安京」「白紙（894）に戻そう遣唐使」「水兵リーベ僕の船」など、このような**「語呂合わせ」は、理解系や思考系といった複数の脳番地を同時に刺激することができる優れた暗記法**です。ただし、どちらかといえば聴覚記憶が発達している人に向いており、音読を繰り返すことによってより覚えやすくなるでしょう。

楽曲なら簡単に覚えられる聴覚系と伝達系の脳番地が強い人は、語呂合わせ暗記法が向いています。何が良いかというと、文章の情報を短い音情報に「圧縮」できる点にあります。さらに、語呂がついているため音情報からイメージしやすく、覚える内容を少なくすることができ、その語呂自体をヒントにして情報を引き出せる利点があるでしょう。

暗記法3

朝活はいいの?

答え3 十分な睡眠の後は「効率よく」記憶できる時間帯

朝の勉強は夜よりも効率がいいと言われています。

つまり「朝活」は、朝起きられる人にとってはとても優れた勉強法であると言えます。

脳科学的に見ると、朝起きたばかりの脳はその日得た情報がほとんどない状態です。**その日1日の記憶を一時的に溜め込んでおく記憶系脳番地の「ワーキングメモリ」が使われていない状態で、記憶の〝バケツ〟が空っぽの状態で学習をすると短期記憶がより入りやすい**のです。

短期記憶のバケツは寝るとリセットされるというイメージで、昼間活動している間はずっとワーキングメモリが働いています。ワーキングメモリは一日の終わりに近づくほど疲労し、記憶系脳番地は「省エネモード」に入ってしまいます。

この時に伝達系や理解系脳番地がいくら頑張っても、記憶系脳番地が疲れていると記憶が定着しづらいことがあるのです。

もうひとつは、朝に記憶することによって、その日ずっと「思い出すチャンス」があることです。思い出す頻度が高ければ、記憶は定着しやすく、その点においても「朝活」は優れているといえるでしょう。

暗記法4 ノートの色分けは効果的なの?

答え4 やった気分になるだけ! 脳が混乱しやすい

ノートの文字を色分けして、情報の優先度をつけることは、一見とても効率的な勉強法に思えます。しかし、色分けをするだけで満足してしまうようでは本末転倒です。

色分けをすることによって起こり得るリスクとして、自分自身でつけた情報に「優劣」が生じる点です。2回目以降そのノートを見る時に、優先的に覚えると決めたところ以外を見なくなってしまうことがあります。自分でつけた情報の優劣が本当に正しいのか、そのマーカーを引いたところがテストに出るのかはわかりません。

色分けを行う際には、重点項目と重点項目以外をどう扱うかなど、色分けの種類や基準を明確にする必要があると考えます。

暗記法5　メモすることって意味あるの？

答え5　「手書きのノート」はかなり効果的

「復習ノート」に限らず、**手書きでノートを作ることには多くのメリットがあります。**

大人になると、手書きのノートを作ることが少なくなりますよね。日常生活でも、配布された資料の重要部分にマーカーをする程度が関の山だという人も少なくないと思います。

しかし、手書きのノートは暗記法として優れた点がいくつもあります。まず、**ノートを手書きする時には、複数の脳番地が同時に働いています。書く行為には運動系脳番地や視覚系・聴覚系脳番地を使い、目で見た・耳で聞いた情報を取捨選択しノートに落とし込む時には理解系・伝達系脳番地も刺激されています。**

さらに手書きの良いところは、自分が汗水垂らして時間を使ったという「証拠」になるという点です。自分の手書きを見返す時は、感情系脳番地や理解系脳番地が刺激され、その時の状況を思い起こさせてくれます。また、そのかかった時間もその事柄を考えたという指標になります。その手書きの様子や、その時の感情記憶から、自分がどれほど勉強に集中できているか、理解の度合いを推測できるため、その後の学習に役立つでしょう。

何かをそのまま写すよりは、自分なりにまとめたノートを作る方が効果的です。手書きノートを作るのは、自分自身の記憶を「構造化」する行為です。ノートがわかりやすく整理されていれば、人に伝えることもできるし、暗記も定着しているということ。ここを自覚しているかどうかはとても重要なことです。

記憶力が上がる3つの「基本復習法」

子供の頃から「予習・復習」は大切だと教えられてきました。記憶を定着させ、知識を身につけるために、予習・復習はいうまでもなく非常に有効な手段です。なぜ予習・復習が効果的なのか、脳が最も効率的に働く予習・復習法を解説していきましょう。

❶脳が情報を取り込む「優先順位」

脳が情報を得るためには「選り好み」をする必要があります。私たちが目の前で起こる事柄をすべて受け入れて覚えようとしていたら、脳のデータ容量はパンクしてしまいます。「必要な情報」だけを受け入れるために、脳は情報の選択をするのです。

視覚系・聴覚系脳番地は「見たいもの」や「聞きたいもの」を優先して取得する選択性を持っていると先に解説しました。

脳が選択して取り込む情報の優先順位は、以下のようになっています。

ⓐ生死に関わること
ⓑ興味があること・好きなもの
ⓒ過去に見聞きしたもの
ⓓ過去に見聞きしたものに似ているもの

人間の本能は、生き延びるための情報を優先的に取得します。食べたら危険なものや、命を危機にさらす行動について、脳は何よりも優先して取得し、記憶しようとします。

ⓐ以下で脳が優先するのは、一言でいえば「すでに知っているもの」です。騒がしい場所で知っている人の声が聞こえたり、流し見をしていたＳＮＳで知人の姿を見つけたりするのは、視覚系と聴覚系が持つ選択性が優先して取得した情報だからです。

記憶系脳番地は、脳の中を常にモニタリングしています。これらの情報を見つけると、視覚系・聴覚系脳番地にその情報を意識して取得するように指示を出しています。

知っているものを見分けたり聞き分けたりできるのは脳の特性です。この特性を理解すれば「予習」ですべきことはおのずと決まってきます。

❷予習は「興味のあるところ」から始める

勉強や、知識を深めたいと思っている分野は、あらかじめ「好きになっておくこと」「親密度を高めておくこと」で、脳がよりその分野を積極的に選択しようとします。

最初に脳が興味を示さなくても、繰り返しやってくる同じ情報に対して、脳は「愛着」を持つのです。

つまり**予習は、覚えたい知識と自分の親密度を上げ、脳が「この情報は過去にも出てきた」と認識するための下ごしらえ**なのです。

特に、「新しいことに苦手」な人たちが一定数います。慣れれば普通以上の力を発揮するのに、つまずきやすいタイプです。このような自覚のある人は、この予習作戦が記憶力を向上させます。

脳が情報を親密なものだと認識すれば、記憶系脳番地は視覚系・聴覚系脳番地に指示を出し、その事柄にまつわる情報を積極的に集めるように働きます。その力はまるで磁石のように、関連する情報を引き寄せるのです。

この「引き寄せる力」を強化するための予習は必ずしも「参考書を読むこと」だけではありません。その情報を好きになるための「接点」を持つための方法を「予習」と呼ぶことができるでしょう。

たとえば、知識を得るための初心者向けの本の中には漫画やイラストで解説している本もあります。今であればＹｏｕＴｕｂｅなどの動画サイトで、嚙み砕いて解説をしている動画も選択肢に入るでしょう。分厚い権威のある参考書をいきなり読むよりも、それらのメディアから入る方が、親密度を高める取っ掛かりとして優れているといえます。

全く興味がなく、理解もできなかった情報のいくつかが、「聞いたことがあるかもしれない」という認識に変われば、情報との接点が作れたと言っていいでしょう。

難しい本を読む時でも、その「接点」を見つける方法は同じです。予習として、まずはパラパラとページをめくり、自分の目が留まった箇所、「これは知っている情報だ」という反応を示したページを開き、その前後から読みます。そうすることで、知っている情報が磁石のように周辺情報を引き寄せ、どんどんその本自体の親密度が上がっていくのです。

1ページ目から読んでも、興味のない情報は入ってきません。苦労して読まなければいけないのに、割に合わない成果しか得られないのです。

脳は「好きなこと」には一途です。研究熱心で、もっと知りたいという探究心があれば、あなたの学習効率は飛躍的に伸びていきます。

❸覚えたその日に復習で効率UP

脳は、連続して触れるものほど記憶として定着します。記憶したことは一時的にワーキングメモリに保管され、徐々に忘却していきます。保管された情報がどの程度忘却していくかは個人差があります。

記憶の定着を100とした場合、その日に復習しなかった場合、50以下まで下がると仮定します。その場合、翌日は20～30程度になる可能性があり、ほぼ「覚え直し」をする必要が出てきます。それでは効率的に学習をすることはできません。

その日のうちに復習をすることで、50を80程度まで上げることができれば、次の日も50以上まで覚えておくことができます。その日に復習をするのは面倒かもしれませんが、長期的に見れば復習する回数を減らすことができます。

復習の際には「復習ノート」を作るとよいでしょう。手書きで要点をまとめる作業を行うことで、運動系脳番地・理解系脳番地・視覚系脳番地を同時に使うことができ、記憶の定着をより促すことができます。

また、翌日には、前日学習した内容を誰かに教えるつもりで声に出して読んでみましょう。こうすることで、理解系・記憶系・伝達系・運動系・聴覚系と複数の脳番地を同時に働かせることができ、さらに記憶の定着が進むでしょう。

3章

あなたの「記憶脳タイプ」を見つけよう

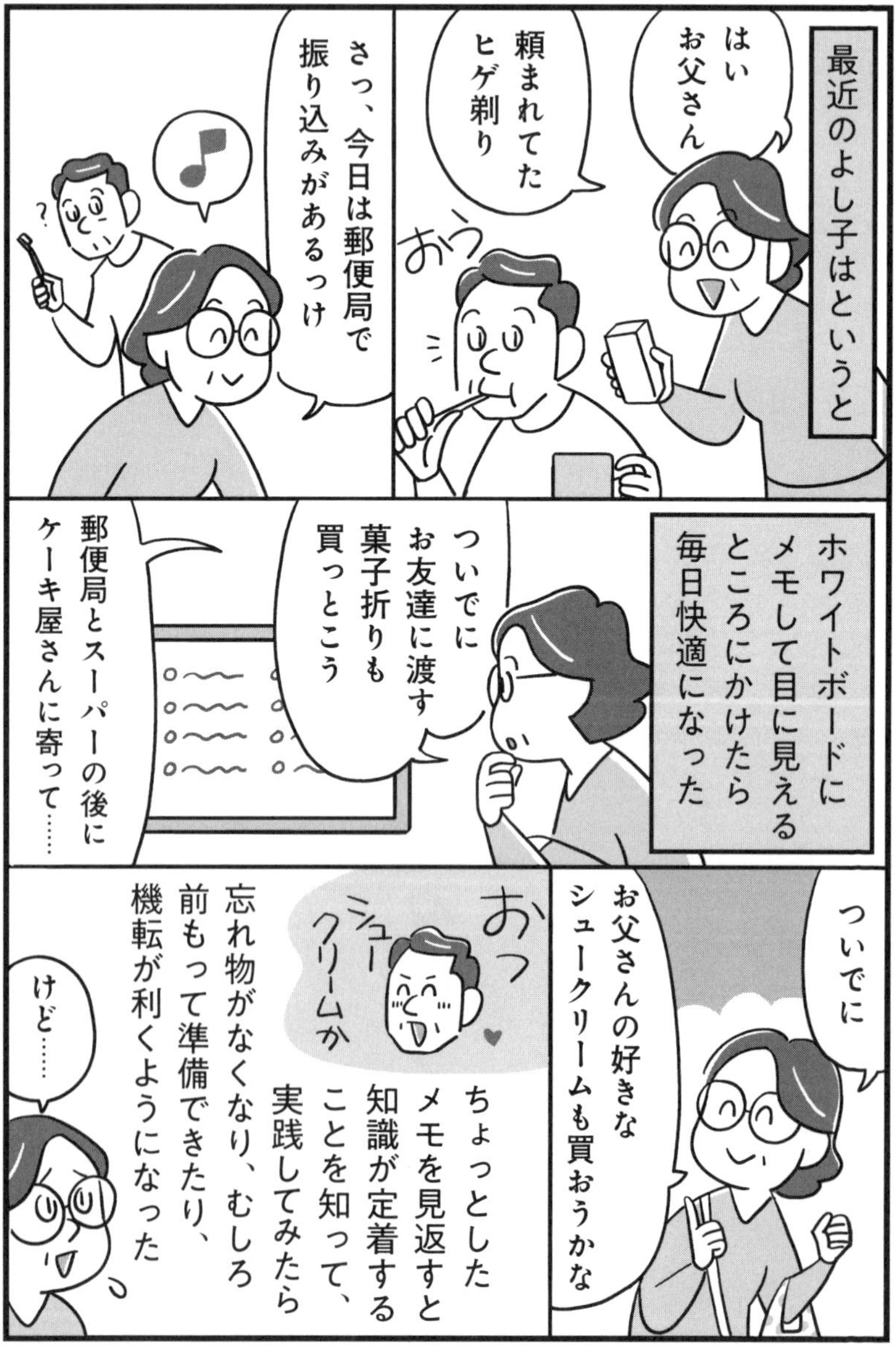
最近のよし子はというと
はい
お父さん
頼まれてた
ヒゲ剃り
おう
さっ、今日は郵便局で
振り込みがあるっけ
?
ホワイトボードに
メモして目に見える
ところにかけたら
毎日快適になった
ついでに
お友達に渡す
菓子折りも
買っとこう
郵便局とスーパーの後に
ケーキ屋さんに寄って……
ついでに
お父さんの好きな
シュークリームも買おうかな
おっ
シュークリームか
ちょっとした
メモを見返すと
知識が定着する
ことを知って、
実践してみたら
忘れ物がなくなり、むしろ
前もって準備できたり、
機転が利くようになった
けど……

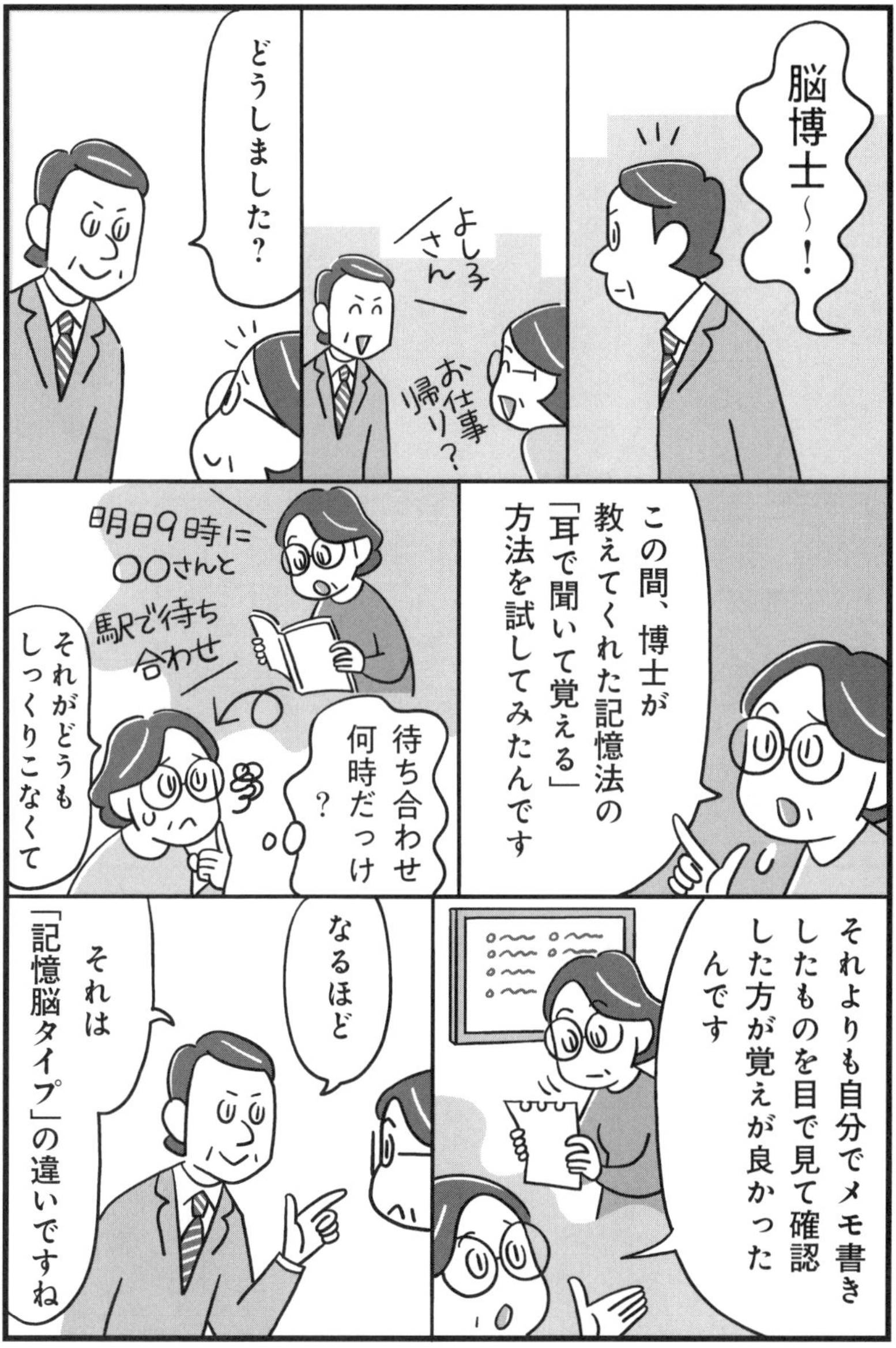
脳博士〜〜！
よし子さん
お仕事帰り？
どうしました？
この間、博士が教えてくれた記憶法の「耳で聞いて覚える」方法を試してみたんです
明日9時に○○さんと駅で待ち合わせ
待ち合わせ何時だっけ？
それがどうもしっくりこなくて
それよりも自分でメモ書きしたものを目で見て確認した方が覚えが良かったんです
なるほど
それは「記憶脳タイプ」の違いですね

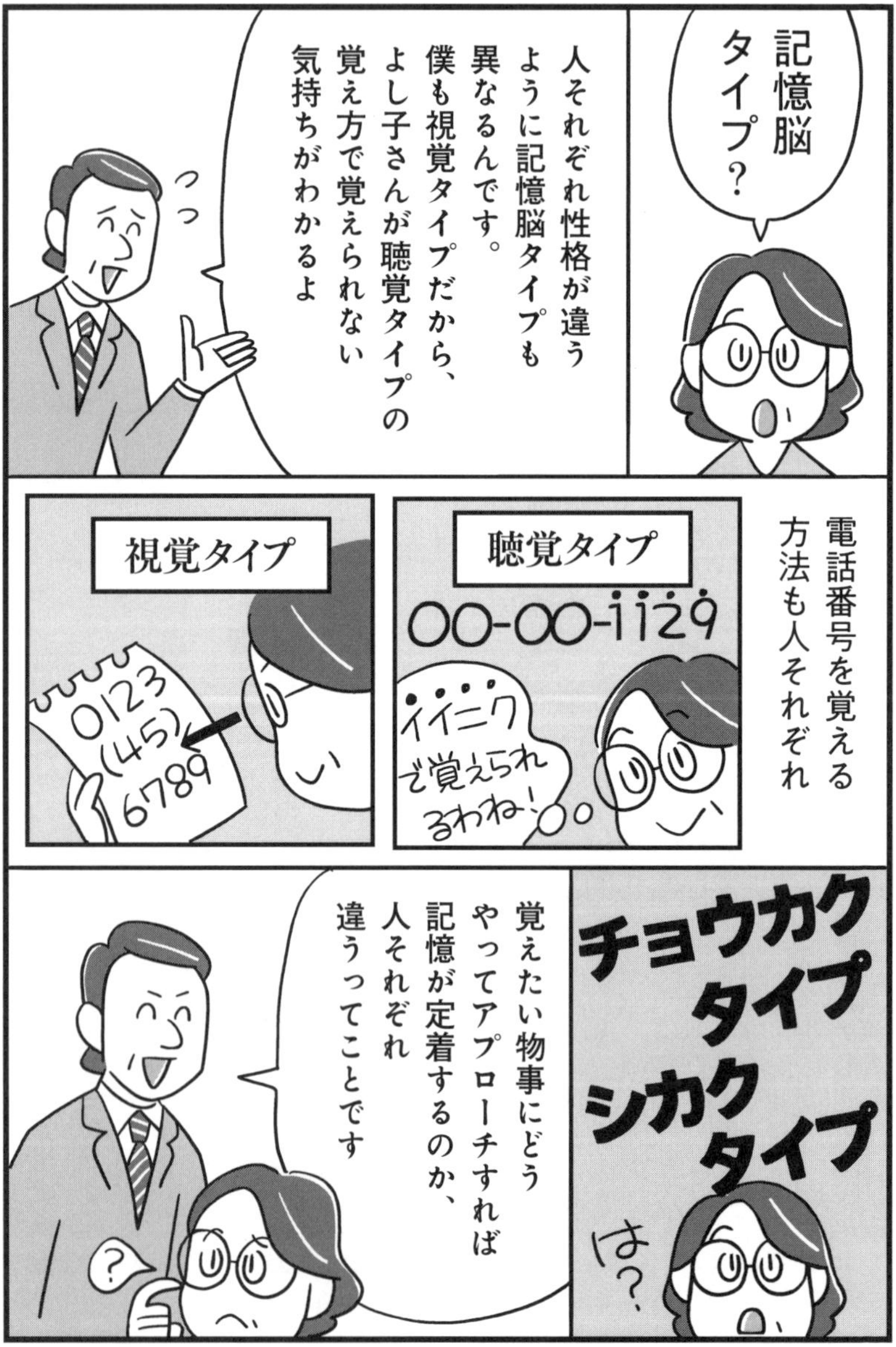
記憶脳タイプ？
人それぞれ性格が違うように記憶脳タイプも異なるんです。僕も視覚タイプだから、よし子さんが聴覚タイプの覚え方で覚えられない気持ちがわかるよ
電話番号を覚える方法も人それぞれ
聴覚タイプ
00-00-1129
イイニクで覚えられるわね！
視覚タイプ
0123 (45) 6789
チョウカクタイプ シカクタイプ
は？
覚えたい物事にどうやってアプローチすれば記憶が定着するのか、人それぞれ違うってことです
？

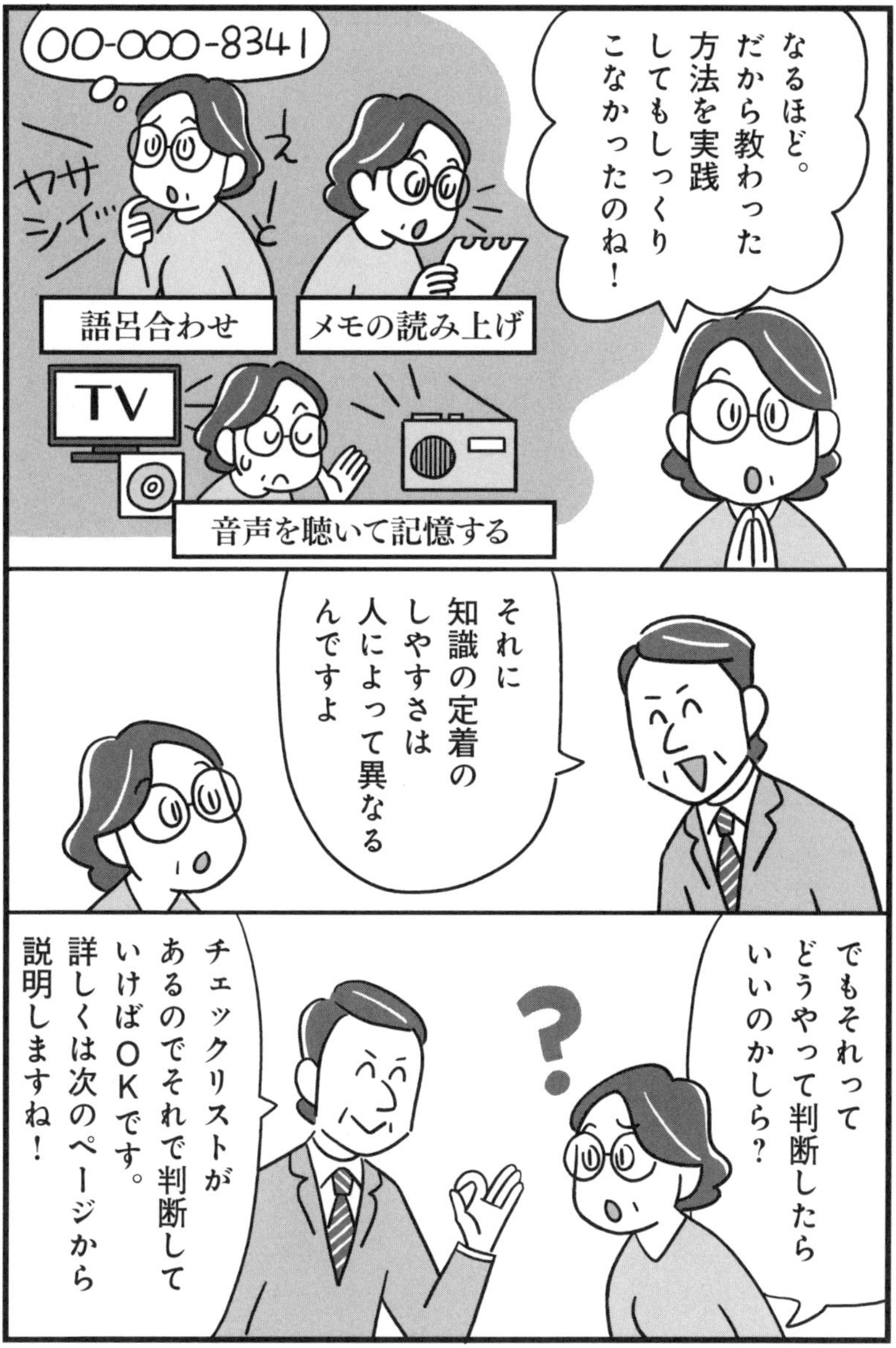
なるほど。だから教わった方法を実践してもしっくりこなかったのね！
00-000-8341
ヤサシイゾ
えーと
語呂合わせ
メモの読み上げ
TV
音声を聴いて記憶する
それに知識の定着のしやすさは人によって異なるんですよ
でもそれってどうやって判断したらいいのかしら？
チェックリストがあるのでそれで判断していけばOKです。詳しくは次のページから説明しますね！

自分の記憶脳タイプを知り、脳の使い方を決めよう

私たちは、一人ひとり違う人間です。

それと同じように、脳のタイプも一人ひとり違っています。つまり、ものを覚えるために行うプロセスや、得意な方法もみんな違っているということです。

私はこれまでに独自開発したＭＲＩ脳画像診断技術を用いて、１万人を超える人々の脳個性や脳相診断を行ってきましたが、脳のタイプにひとりとして同じものはありません。脳は、人の数だけ個性化されています。

赤ちゃんの脳は、お母さんのお腹の中で、まず運動系脳番地が発達していきます。生まれてから耳が聞こえるようになり目が見えるようになり、徐々に脳全体が発達していくのですが、その時点でもうひとりとして同じものはないのです。

前章で解説してきた8つの「脳番地」についての発達度合いも脳個性・脳相診断でわかるのですが、その発達度合いも人によって違っていて、その脳が生まれてから現在に至るまで、情報をどう処理して、インプットしてきたかということが読み取れるようになっています。

その発達した脳のタイプが、そのままその人の「記憶脳タイプ」と言っていいでしょう。それぞれの脳番地の発達具合と、その脳番地同士を繋いでいる「ネットワーク」がどう形成されてきたか、その脳にとって、情報をどうやって処理することが得意で不得意なのか。どのような情報であれば覚えやすいのか。どうすれば効率よく覚えられるか。

すべてはこの「記憶脳タイプ」にかかっています。

しかし、本人の脳の発達具合は、本人にはわからないものです。MRIを用いて脳個性診断をすることが自らの脳の状態、ひいては記憶脳タイプを知る最善の手段なのですが、**この本ではもう少し簡易的に、自分の記憶脳タイプを知り、その上で自分なりに記憶力を高め、自分で脳の使い方をデザインしていきましょう。**

記憶は「自分なり」のエンコーディング

記憶とは、脳の中で「エンコーディング」＝「符号化」をする行為です。

「符号化」とは、コンピュータ用語で、本来数値ではないものを一定の法則に従って数値化することによって、コンピュータ内での処理を容易にすることです。

さらにいえば、エンコードしたものはいつでも復元可能な状態になっていることが特徴です。

ある情報に対して、脳の中で自分なりに「符号化」したイメージをたくさん持つことでその情報への親密度が上がり、その情報を記憶することができるのです。

ここで大切なのは「自分なりに」という部分です。自分なりの脳の使い方で、目や耳から入ってきた情報を処理しないと、自分の中でのエンコーディングができない、つまり脳内で使える形にはなりません。

自分の記憶脳タイプ、得意・不得意を理解した上で、感覚を使って覚えたことを、あらためて自分なりに想起すること、それこそが記憶の定着につながります。

逆にいえば、従来の「暗記法」で失敗してきた人は、自分なりの感覚を無視して丸ごと覚えようとしていたから覚えることができなかったといえるでしょう。

3種類の記憶脳タイプ

人間の脳の大部分は眠っていて、その眠っている部分に潜在能力を秘めている、という話を聞いたことはあるでしょうか。普段私たちが使っている脳は、全体の10%ほどとも言われており、その大部分は無意識化で働くものだという説もあります。

記憶を蓄積できる「脳のキャパシティ」は、誰にでも大きく備わっています。しかしながら、脳の細胞のほとんどは眠っていて、動いていません。

このキャパシティを使うためには、自分の脳内で理解系脳番地がどの脳番地に強く結びついているかを理解することが必要です。

詳しくは後ほど解説しますが、暗記タイプは大きく3つに分けることができます。

❶視覚系タイプ＝見ることで理解しやすい人…視覚系→理解系の回路が発達している
❷聴覚系タイプ＝聞くことで理解しやすい人…聴覚系→理解系の回路が発達している
❸感覚・運動系タイプ＝体験することで理解しやすい人…感覚・運動系→理解系の回路が発達している

視覚系脳番地・聴覚系脳番地・そして身体の皮膚感覚を司る感覚野（感情系脳番地の一つ）は、身体活動を司る運動系脳番地と共に働き情報を取得する「入力系」と呼び、これらの入力系脳番地と、理解系脳番地がどう結びついているかが重要です。

たとえば、何かを覚えようとする時に、視覚系と理解系の繋がりが強い人が「聞いて覚えよう」とすると、すぐ脳のキャパシティをオーバーしてしまうでしょう。脳が不得意な方法で覚えようとすると、脳自体が緊張して記憶系脳番地がうまく働きません。これは逆にいえば、リラックスしている時には記憶系脳番地がよく動くということ。自分が得意な方法で暗記を行えば、本来の脳の実力を発揮できるというわけです。

運動系や聴覚系よりも視覚系が得意な人には、本を与えるなり映像を見せるなりして視覚系脳番地を動かしつつ覚える方が向いていて、覚えられる量も段違いに増えます。

自分に合った「記憶脳タイプ」を知ることで、脳のキャパシティが「大きくなる」のではありません。もともとあなたが持っていた広大な脳のキャパシティを、自分自身で実感できるようになるのです。

記憶脳タイプの特徴

さて、その3つの記憶脳タイプが実際にどんな役割を果たすのか、説明していきましょう。

❶視覚系タイプ＝目で見て記憶する

「視覚系タイプ」は、目で見た情報を記憶するのが得意な人です。本を読んで覚えられる人がこのタイプにあたります。この後に説明する聴覚系タイプ同様、目の前に見えているものをすべて記憶するのではなく、情報を選択する、つまり**「見たいものを見る」という特性があり、その選択性をうまく利用することで記憶力の強化に繋がります。**

❷**聴覚系タイプ＝耳で聞いて暗記する**

「聴覚系タイプ」は、耳で聞いた情報を記憶するのが得意な人です。授業を聞いたりラジオを聴いたりすることで直接記憶ができる、もしくは理解系脳番地を刺激し、記憶系脳番地を動かすのに長けています。耳で聞いた情報はすべて処理されるわけではなく、**知っている情報などを優先して情報として取り込み、処理を行うため、「聞く」という意思を強く持つことが大切**です。

❸**感覚・運動系タイプ＝実際に触れる・動くなど、動作をつけて暗記**

大半の人は視覚系脳番地か聴覚系脳番地どちらかが強いタイプに分かれるため、**運動系脳番地が優勢なタイプはそれらと比較して「レア」なタイプ**だといえるでしょう。実際に触れて覚える、動作をつけて覚えるタイプもここに分類されます。

視覚系と聴覚系が「2大記憶脳タイプ」

代表的な記憶法タイプは「視覚系タイプ」か「聴覚系タイプ」の2つです。読んだり見たりしたものが定着しやすい「視覚系が発達しているタイプ」と、耳で聞いた情報が脳に記憶として定着しやすい「聴覚系が発達しているタイプ」どちらかに分かれることがほとんどでしょう。

さらにいえば、脳には右脳と左脳があり、視覚系脳番地も聴覚系脳番地も左右どちらにも分布しています。このどちらが得意かでも分かれていて、左脳は言語、右脳は非言語に分かれています。

左脳の聴覚系脳番地は言葉を聞き取り、視覚系脳番地は文字など言語を読み取ります。右脳の聴覚系脳番地では非言語である「音」そのものを聞き取り、視覚系脳番地ではイメージを感じ取って記憶に残そうとします。

多くの人々は「記憶」というと、どうしても言葉に関係しているものと思いがちですが、この左右の強弱によっても細分化されていきます。言葉というものは音韻ですから、聴覚から入って聴覚系脳番地で処理されますが、文字そのものは視覚系脳番地で処理されます。

象形文字と呼ばれるもの、たとえば漢字などは、その「形」そのものが意味を持っているため、視覚系脳番地が弱い人には覚えづらいものになります。

ここからは具体例とともに、２大暗記タイプについて紐解いていきます。

❶男性は視覚系タイプ、女性は聴覚系が多い？

あくまでも傾向の話ではありますが、**男性は視覚系が強い人が多い傾向にあり、およそ6割ほどが視覚脳タイプ**です。対して、**女性は聴覚系が優位な人が多く、全体のおよそ8割ほどを占める**と言われています。

視覚系が強い人は、文字による情報が入りやすいため、聞きながらメモを取るなど「可視化」することでより情報を処理しやすくできます。

また、**「見た目から入る」というのも視覚系脳番地の働き**です。たとえば、何かを習得する時にかっこいい道具を揃えることや、憧れの素敵な先生のもとで学習するといったことで、意欲が湧きやすいのも視覚系タイプの特徴です。

聴覚系が強い人は、耳から入ってくる情報をうまく処理することができるため、たとえばテレビを見ている時に、テロップや字幕を見なくても話し言葉が頭に入ってきやすく、理解もしやすい傾向にあります。

❷視覚系タイプは独学、聴覚系タイプは他力学習が得意

視覚系タイプか聴覚系タイプで、エピソード記憶として残りやすい方法が違うということは、おすすめの勉強方法も異なります。

視覚系タイプは独学、つまり自力学習に向いています。自分自身で勉強するのに向いているため、テキストなどでの勉強法が適しています。授業を受ける際には、音だけで聞くのではなく、黒板やホワイトボードの板書を見て、自分自身で要点をまとめることで視覚系の得意な授業の受け方に持っていくことができます。

同じ視覚系でも、言語に強いのかイメージに強いのかで個人差があるため、参考書などを購入する際には、実際に中身を見て、自分がわかりやすそうだと思っ

たものを選んでください。

視覚系タイプはその名の通り視覚情報を入手しやすいので、机の上をきれいにすると、気が散らず勉強に集中することができます。何かを覚えようとする際に、デスクの周りを少しだけ片付けて、視野に入るものを少なくしましょう。少しの手間で、インプットの効率が格段に上がります。

対して、**聴覚系タイプは、他力学習向き**です。**他の人が発した「音」による刺激で脳が活性化されやすいため、オンライン・オフライン問わず、耳から情報をキャッチする勉強法を主軸に置くことで良い学習効果が得られます。**また、ラジオ講座やオーディオブックなども聴覚系タイプに向いているでしょう。

聴覚系タイプは、積極的に質問をすることでさらに記憶が定着しやすくなります。

「どう質問しようか」と意識をすることで、聴覚系の注意力は格段にアップします。**質問はある程度の理解を経た上で発生する疑問のため、理解系脳番地・伝達系脳番地も働いて、脳への刺激が持続する**ことにもなります。

他の人の質問に対する答えを聞くよりも、自らの理解系・伝達系を動かした方が、聴覚脳タイプにとって長期記憶に残りやすくなります。

❸「視覚系タイプ」である私の場合

私自身は、自分自身の暗記タイプを「視覚系タイプ」だと自覚しています。何十年もの間、脳画像を見て診断を続けてきたので、視覚系と理解系のネットワークが発達しているのではと自分自身をそう分析しています。

そんな視覚系タイプの私の場合は、よく暗記法のひとつとして言われる「音読して覚える」という方法に全く向いていません。英単語や年号を何度も声に出して覚えるのは暗記の王道とされていますが、私自身にとっては、効率の良い暗記法とはいえません。働きの比較的弱い聴覚系脳番地を鍛える〝脳番地トレーニング〟としては良いかもしれませんが……。

私のような視覚系タイプの人間は、英単語や年号を紙に書き出して、文字を目に焼き付けるようにしっかりと見て、視覚系脳番地から理解系脳番地へと流してあげた方が、記憶に残りやすいのです。

このように、自分自身の「記憶脳タイプ」を知ることで、自分なりの勉強法がわかってきます。不得手なことの補強も時には必要ですが、効率の良い暗記・学習のためには、自らの得意とする記憶法を知っておくことでより短時間でより多くの情報を身につけることができるでしょう。

自らの記憶脳タイプを知って、自分なりの記憶法を確立することで、未知の分野に取り組む時にも応用することができるため、どんどん「覚えること」が楽しくなってきます。そうなってくればしめたものです。

視覚系・聴覚系どちらにも当てはまらない「感覚・運動系タイプ」

視覚系も聴覚系も弱い、つまり聞いても見てもその情報を取り込むことが得意ではないタイプの人も稀にですが存在しています。

このタイプは「感情系、運動系の脳番地」を刺激することで理解系脳番地が活性化する「**感覚・運動系タイプ**」に分類されます。視覚系・聴覚系タイプ両方のアプローチを行い、なるべく多くの脳番地を刺激しつつ、「実際に体験する」形で勉強を行うことが効果的です。**聞いたもの、見たものをただ紙に書き写すのでは**

なく、日記のような形で自分が「追体験」をしたかのように書いて理解・記憶に結びつけるとよいでしょう。

あなたの記憶脳タイプはどれ？

あなたの暗記タイプはどれでしょうか。ここで自己診断チェックをしてみましょう。

左の言葉を見てから、本書を閉じて、それらの言葉を「さかさま」に言ってみてください。

「文庫本」「革財布」「腕時計」

いかがでしょうか。

「んぼこんぶ」「ふいざわか」「いけどでう」という答えにたどり着くまでに、頭の中でどのような想像をしましたか?

・文字そのものを思い浮かべた人→視覚系タイプ
・頭の中でその単語をつぶやいてさかさまに読んだ人→聴覚系タイプ

であることが推測されます。

どちらかよくわからなかったという人は、このあとご紹介する「脳番地トレーニング」を確認してください。

これらのチェックリストで、視覚系と聴覚系どちらが優位かわかるでしょう。

どちらも5つ以上ついていれば、視覚系・聴覚系両方の特性を兼ね備えています。どちらも4つ以下であれば、感情系、運動系の脳番地が優勢な「感覚・運動系タイプ」の可能性があります。

タイプに合わせてやるべき「脳番地トレーニング」

どのタイプにおいても共通なのは、「得意なことを伸ばす」もしくは「苦手なことを克服する」という観点で各脳番地を刺激してあげることです。ここで大切なのは「得意」と「不得意」をきちんと把握していることなので、不得意であることを悩む必要はありません。

脳をしっかり使うことで脳はいくらでも成長するのですから、まずは楽しくトライしてみましょう。

❶視覚系タイプ

視覚脳タイプは視覚系脳番地と理解系・思考系・伝達系の連携を高めます。また、**日常生活や運動には視覚系脳番地と運動系脳番地の連携が重要なシーンも多く、同時に刺激してあげることで脳のネットワークが活性化**します。

- ☑ 30秒間、上下左右に眼球を動かす
- ☑ ブロック遊びをして空間や奥行きを意識する
- ☑ 電車に乗りながら、特定の看板を探す
- ☑ ラジオのコマーシャルを聞き取って書き出す
- ☑ キャッチボールやお手玉をする
- ☑ 数字や単語など、特定のフレーズを雑誌から見つける

❷聴覚系タイプ

聴覚脳タイプは、聴覚系脳番地と理解系・思考系・伝達系との連携を高めることで脳が活性化します。また、**得意ではない視覚系のトレーニングを補助的にやるとよい**でしょう。

- ☑ さまざまなジャンルの曲をリズムを意識しながら聴いてみる
- ☑ ラジオや音楽を聞きながら作業する
- ☑ 相手の口癖を意識しながら話を聞く
- ☑ 人から聞いたことを「ひとりごと」で繰り返す
- ☑ モノマネの練習をする
- ☑ 静かな部屋で、頭の中に音楽を流してみる
- ☑ 音を消してテレビを見ながら、何を言っているか考える

❸感覚・運動系タイプ

運動脳タイプは、その名の通り運動や、どのように行動するかという運動企画の能力が発達しているタイプです。言い換えれば視覚・聴覚がどちらも発展途上ともいえるため、**まずは視覚系脳番地・聴覚系脳番地のどちらか得意な方を伸ばすことを意識してください。**

- ☑ 大きな声で歌を歌う
- ☑ 筋トレに挑戦してみる
- ☑ 裸足で芝生の上を歩いてみる
- ☑ 来週のスケジュールを立てる
- ☑ 毎日違う場所に散歩へ行く
- ☑ なるべく階段を使う
- ☑ 喜怒哀楽など自分の気持ちにメリハリをつける

8つの脳番地をフルに動かすトレーニング法

脳番地はいくつかが繋がり合って働きます。日常生活の中で、気軽にできて8つの脳番地をフルに動かすことができる脳番地トレーニング法をお教えしましょう。

それは「料理」です。

献立を考える、レシピを読む時には理解系が中心に働きます。料理を作り始めて、切ったり炒めたりする実作業は運動系脳番地の出番ですが、運動系脳番地のもうひとつの機能、運動企画を担当する脳番地も動きます。「これを切ったあとに鍋に入れて、10分煮込んでいる間に次の工程の準備をしよう」といったことも、運動系脳番地が思考系脳番地と連携して考えてくれます。

食材の状態、色味は視覚系脳番地が見極め、焼いたり揚げたりする時の音を判別するのは聴覚系脳番地が判別します。

味付けの時には理解系が、その食べ物が「おいしくなっているか」は記憶系が過去に食べたおいしいものの記憶を引っぱりだして判断を行います。

「おいしそう！」という気持ちは感情系を活性化させ、食べさせたい誰かのことを考える時にはさらに伝達系が刺激されます。

このように**料理は、究極の「脳番地トレーニング」といえますが、毎日同じようにやっていると脳が「飽き」を覚えやすく、マンネリ化してしまいます。**

料理をすることに慣れている人や、いつも料理をしている人は、以下のようなことを行うと脳番地が活性化するでしょう。

☑普段作らないメニューを作ってみる
☑やったことのない調理法を試す
☑料理をしながら歌を歌う

料理はマルチタスクが試される行為ですが、そこに新しい要素や、さらに他のことを並行して行うことで脳には新しい刺激が送られます。

メニューを見て想像で作ってみたり、お店で食べたおいしかったものを再現しようとしたり、料理は工夫次第でずっと楽しめる「最強の脳番地トレーニング」になってくれるでしょう。

鍛えたい脳番地が明確にある人は、以下の脳番地トレーニングもおすすめですし、効果的です。

▼思考系脳番地トレーニング

☑一日の目標を10字以内でまとめる
☑ランチで食べたいものを30秒以内に決める
☑「やったことのないこと」に挑戦する

▼理解系脳番地トレーニング

☑コントや漫才のセリフを書き出してみる
☑人を笑わせる
☑頭皮やおなかのマッサージをする
☑文章で読んだ料理を作ってみる

▼記憶系脳番地トレーニング

☑ 昨日食べたものを全部書き出す
☑ いつもと違う道を歩く
☑ 楽しかったことを日記に書く

▼伝達系脳番地トレーニング

☑ 誰かが食べることを想像しながら料理をする
☑ ガッツポーズのような「大きなリアクション」をする
☑ 毎朝一文、助詞を強調して音読する

▼感情系脳番地トレーニング

- ☑ 自分の好きなところを書いたノートを作る
- ☑ 心に残ったドラマのセリフを書き出す
- ☑ 早朝や深夜など、いつも見ない時間の風景を眺めてみる

覚えたことを定着させる方法

記憶系脳番地の「海馬」は、体験したことを短期記憶から長期記憶に移動させる役割を持っています。短期記憶に保存しておける期間には個人差がありますが、おおよそ2～4週間ほど。すべての記憶が長期記憶に移動するわけでは

ありません。

前述した通り、海馬は**ほとんどの記憶を、「必要がない」と判断して消去します。**

「生命維持に必要な情報」を最優先で長期記憶に残そうとするからです。自分にとって英単語や数式、年号がどんなに大切な情報だとしても、海馬からしてみれば、とるにたらない情報なのです。

そこをどうにか海馬に「これは重要だ！」と〝勘違い〟させて長期記憶へと送り込んでもらうスキルが大人の暗記に必要なことなのです。

海馬が「長期記憶」に認定する情報の優先順位

前章でも解説しましたが、脳が優先的に記憶しようとする情報、すなわち海馬が休まず活性化して長期記憶に認定する情報の優先順位は以下の通りです。

❶生死に関わること
❷興味があること・好きなもの
❸過去に見聞きしたもの
❹過去に見聞きしたものに似ているもの

数式や英単語を❶だと海馬に勘違いさせるのは、とても大変です。刃物やピストルを首に突きつけられて「数式を覚えないとどうなるかわかっているな？」と脅されているシチュエーションであれば覚えられるかもしれませんが……。

❷〜❹の情報を長期記憶として認定させるにはどうすればよいのか。それは、「興味があること」「好きなもの」と認識させればいいのです。つまり、**その情報を好きになることが記憶の定着の大きな助けになる**ということです。

そのためにするべきことは、その情報の「親密度」を上げることです。

ここからは記憶力のキーワード「親密度」を上げるための方法をご紹介します。

親密度を上げる方法❶

毎日少しずつでも、繰り返し触れる

情報と自分の脳の親密度を上げるための簡単な方法は「繰り返し触れる」ことです。

難しくて読む気がしないテキストでも、パラパラとめくって興味のあるところだけでも読んでみる。次の日には、もう一度読んでみると、今度はもう少し理解ができるようになっていて、その前後も読んでみる……こういったことを繰り返すと、脳は「この情報はよく出てくるな」と認識するようになります。

その情報に触れる時間は短くてかまいません。何度も繰り返してやることがポイントです。まとまった時間をとって行うのではなく、10分でもいいから毎日その情報に触れることで、脳と情報の親密度がアップします。

親密度がアップした情報には、視覚系・聴覚系脳番地が「その情報にまつわること」を一気に引き寄せようとします。そうなると必然的に入力系からの情報が増え、他の脳番地にその情報をたくさん処理させようと脳が動き出すのです。

親密度を上げる方法❷

「頻繁に」思い出す

情報に繰り返し触れることと同様に大切なのが、**理解して覚えたことを「繰り返し思い出す」こと**です。

その**思い出す時間は10分もいりません**。たとえば今日は3分思い出して、明日も3分思い出す。すると、4日もすれば覚えたことがすっかり記憶として定着するはずです。

頻繁に思い出すことで「覚えたい」なんて気持ちも関係なく、覚えてしまう状況を作り出してあげましょう。

伝達系と理解系の脳番地を同時に刺激して記憶に定着させる

視覚・聴覚・運動といった入力系は、理解系に情報を渡し、記憶系脳番地へと伝わっていきます。ここでもうひとつ大切なのが「伝達系脳番地」を使うことです。

聴覚系タイプであれば、覚えたいことを自分で喋りながらもう一度自分の耳で聞く。視覚系であれば、紙に覚えたいことを書いて、それをもう一度自分で見る。そうすることで、繰り返し入力系の脳番地が刺激され、記憶をより強く定着させることに繋がります。

つまり、**言語を扱う左脳の伝達系脳番地を使いながら、聴覚系・視覚系を同時に使うと、より記憶しやすくなる**のです。

さらに、理解系脳番地を使うことで、より覚えやすくなります。

理解系脳番地が「意味記憶」を生み出すことは前章で解説しました。左脳の理解系脳番地は、伝達系・聴覚系の真ん中の上あたりに位置しているため、同時に刺激を与えることで覚えやすくなります。

左脳の「理解系脳番地」を動かす「組み換え法」

言語を理解する左脳の理解系脳番地を動かせる簡単な方法があります。それは「言葉の組み合わせ」を変えることです。

「今日、私は友達と海に行きます」という文章があったとします。

「私は今日、友達と海に行きます」
「海に、友達と今日行きます」
「友達と私は、今日海に行きます」

すべて同じ事柄を示す文章ですが、覚えたい文章を暗記したい時には、その文章の順序を変えながら、よりわかりやすいいい方を考えるのです。そうすることで理解系脳番地、ひいては伝達系脳番地も刺激されて、覚えやすくなります。

さらに右脳も使って、よりその記憶を強固に定着させるためには、その状況をイメージすることです。「海」「友達」「今日」「行く」というイメージを、頭の中で具体的に想像してみましょう。**自分自身のイメージを具体的に脳の中で「見る」ことによって、右脳の理解系脳番地だけではなく、右脳の視覚系脳番地も刺激される**のです。

記憶系脳番地が、直接情報を記憶することはありません。何か意味付けをした、何かできごとがあった、何かを感じた……そういった脳への刺激を伴ってこそ、意味記憶が形成されるのです。

「アウトプット」を意識しながら覚える

記憶は溜め込むだけでは意味がありません。いざという時に、必要な情報を取り出せて初めて「記憶力がいい」といえるということを、繰り返しお伝えしてきています。

その能力を鍛えるためには、常に「**アウトプット」を意識して暗記することが重要**です。

これまでお伝えした8つの脳番地は、インプットに特化したもの、アウトプットに特化したものに分かれています。

視覚系・聴覚系脳番地は、目や耳から情報を取り入れます。この情報を理解系脳番地で理解し、記憶系脳番地が記憶する、これが脳へのインプットです。これらの脳に情報を届け、知識を蓄えるインプット機能を持った、視覚系・聴覚系・理解系・記憶系（感情系）の脳番地は、脳の後方に位置しています。

それらのインプットされた情報を使い、何らかの感情を抱いたり、実際に行動したり、誰かに伝えたりするアウトプットの役割を持つのが、思考系・感情系・運動系・伝達系脳番地です。これらのアウトプットに関する脳番地は、脳の前方にある前頭葉の周辺に位置しています。この中で感情系脳番地だけが脳の前後両方に位置しており、インプットとアウトプットの量に関わっています。

脳の後方で入力（インプット）した情報を、脳の前方へ送り、利用（アウトプット）する。

こうして脳全体が活性化されることが、脳の理想の状態です。

アウトプットを意識しないと、物事を覚えられない

どこかへ向かって歩いていくとします。その道中にあったものを、私たちはいくつ覚えていられるでしょうか。

普段見ているいつもの景色で、気に留めるものが特になかったとしたら、記憶にはほとんど残っていないはずです。何かとすれ違っても、どこかに花が咲いていても、おそらく覚えていないでしょう。電車に乗っていて流れる景色を見ていても何も頭に入ってこないように、雑踏の中でぼんやりしていても何も聞こえて

いないかのように、私たちは「見ているようで見ていない」し「聞いているようで聞いていない」という状態になっていることがほとんどです。

これはひとえに、**アウトプットをする前提でインプットをしていないからに他なりません。**ぼんやり眺めていたものは、意識しないと情報として認識することすらできません。

それを理解して記憶したのちに、アウトプットをする脳番地に情報を渡すことで、記憶するための脳のネットワークが活性化します。

アウトプットのカギを握る「伝達系脳番地」

このネットワークの活性化のカギを握るのは「伝達系脳番地」です。**伝達系脳**

番地を活性させるには、アウトプットを常に意識してインプットをすることが重要になります。伝達系脳番地は、インプット系の脳番地と密接に関わりがあるため、インプットの時点からアウトプットを意識するだけで、脳のネットワークが強化されて働きをよくするのです。

たとえば何かを見る時、聞く時に「これから得る情報は、明日みんなの前で発表しなければいけない」と意識してみましょう。そうすることで、脳番地には程よい緊張感が生まれます。

記憶系と聴覚系脳番地が見聞きしたこと、運動系脳番地が体験したことを、理解し、記憶をして、誰かに伝えられる形へと整える。**ほぼすべての脳番地が、アウトプットを意識するだけで一気に働き出します。**

脳に備わっている記憶力の「出力依存性」

脳は情報をインプットする時にだけ記憶するのではありません。**アウトプットのために取り込んだ情報を思い出そうとした時の方がより強く記憶される特性があります。**

これが、**記憶力の出力依存性**です。

記憶力の向上にはアウトプットが欠かせません。年齢とともにアウトプットの比率を高めていくことで、一生にわたってよく働いてくれる脳を育てていくことができます。

手紙や電話だけではなく、現在はＳＮＳなど、アウトプットを行える場が増えています。**「自分ならどう考えるか」「どうしたら相手に伝わるか」ということを常に考えながらアウトプットを実践していくと、より脳は活性化していくことでしょう。**

「脳内連想ゲーム」で記憶を取り出す練習をする

記憶系脳番地には、視覚系や聴覚系へ入力してきた情報を、過去に自分が持っていた記憶とマッチングさせる機能があります。

ここで**マッチングした情報は脳の優先順位が高い状態にあり、すなわち記憶しやすく、いざという時に思い出しやすい情報であるといえます。**

覚えておきたい「あるキーワード」に対して、そこに関連することをどんどん思い出してみましょう。頭の中で連想ゲームを行うようなイメージです。

脳の中でさまざまな情報をマッチングさせ、さらにアウトプットを意識することで、自分が記憶しているかどうか確認することのできるひとつの手段となります。

書き出したものを音読する

記憶の定着のためには、3つ以上の脳番地を同時に動かしてあげることが大事です。

脳のネットワークは使えば使うほど高速化します。しかし、慣れてしまうとサボるのもまた脳の特徴です。ここでは「すごい記憶力」になるために、なるべくたくさんの脳番地を動かす方法をお伝えします。

「ノートに書いて覚える」という昔ながらの暗記法がありますが、見たもの・聞いたことをただ書くだけでは視覚系・聴覚系・運動系の脳番地だけが活発な状態であるといえるでしょう。

友達のノートをただ漫然と写した記憶がある人もいるのではないでしょうか。おそらく、書くだけでは覚えられなかったのではと思います。せっかく書いたノートですから、最大限利用しましょう。

書いたものを自分で音読すると、自分で書いた情報をあらためて視覚系と聴覚系脳番地が認識します。もちろん、声を出すという行為そのものは運動系脳番地も関わっており、もう一度聞いたことを理解し、思考する……といったように、音読は気軽にできて複数の脳番地を一気に動かすことができる手段です。

情報の「無限ループ」を作る

アウトプットを意識して、伝達系脳番地を上手に使うことで、記憶力が向上することはすでにお伝えしてきました。同様に勉強する時にもアウトプットをすることが重要です。

音読をしながらさらに、これを全く知識のない人に伝えるためにはどうすればいいか考えてみましょう。

「自分なりの言葉で説明するなら」「要点を3つだけ伝えるとしたら」など、**アウトプットを意識することで、思考系や伝達系などさまざまな脳番地との連携がよくなるため、より脳が活性化していきます。**

アウトプットを意識しながらインプットする↓さらにノートに書き出して、誰かに説明するように実際にアウトプットするように話してみる↓その声を自分の耳で聞いて再度インプットする……といったように**頭の中で情報の「ループ」を作り出すことができれば、記憶力はより高まることでしょう。**

感情系脳番地は、脳の発火装置

感情系脳番地は、脳を動かす強力な原動力になります。それはまるでガスバーナーのように、脳全体を熱くする強い力を持っています。ひとたび強い感情が発火すれば、脳は目まぐるしく動きます。

しかし、**感情系脳番地は、情報のインプットとアウトプット両方に関わる領域で常**

に忙しく、不安定になりやすいという特徴も持っています。

伝達系脳番地に加え、感情系脳番地を上手にコントロールしてあげることで、全体的な脳の力がアップし、さらに記憶力もアップします。

記憶脳タイプを問わず「エモい記憶」は心に残る

これまで生きてきて、思い出に残っているシーンを思い出してみてください。

初めて自転車に乗れた時。運動会で負けた時。とても感動する映画を観た時。好きな人ができた時。プロポーズをした時、受けた時。子供が生まれた時。飼っていたペットが亡くなってしまった時……。

「嬉しい」「楽しい」「くやしい」「ムカつく」「悲しい」その時の感情とともに、それらの出来事を思い出せるのではないでしょうか。

長い人生の膨大な記憶の中で、ありありと思い出せる記憶は、ほとんどがなんらかの感情と結びついています。**強い感情を伴った記憶である「エピソード記憶」、今風にいえば〝エモい記憶〟は、脳が〝覚えざるをえない〟のです。**

エピソード記憶は、いつもの日常の出来事とは区別されます。感情系脳番地は脳の前後に分布していますが、記憶の調整役である海馬の隣には感情系脳番地の中心である扁桃体があり、感情が大きく動く出来事があると、感情系と記憶系を直接繋いでいる脳のネットワークが刺激されて、海馬がその感情記憶を「重要な情報である」と認識し、無条件で長期記憶へと送る仕組みになっています。

この仕組みをうまく利用することができれば、脳をデザインすることも難しいことではありません。感情を揺さぶることによって、記憶系を直接刺激することで、脳はその情報を長期記憶に保存してくれるのです。

ポジティブな感情で、記憶力をアップさせる

「好き！」「楽しい！」「ワクワクする！」そのようなポジティブな感情を持ちながら接した情報を、海馬は長期記憶にどんどん取り込んでいきます。

このような感情を伴った記憶が定着しやすいことを利用するにはどうしたらよいのでしょうか。

それは、「これ、楽しいな！」「好きだな～！」といった、**ポジティブな感情を抱くようにすればよいのです。海馬から「シータ波」と呼ばれる、特定の周波数を持つ脳波が出ることがわかっています。**

この「シータ波」が出ている時は、海馬が活発に動いているサインです。入ってきた情報を「これは重要だ」と判断し、ある種「ボーナスタイム」のように長期記憶へと繋がるルートを開放してくれるのです。

つまり楽しく学習すれば、どんどん覚えられるということ。とはいえ、苦手なことや勉強を心から好きになることはなかなか難しいですよね。

脳は意外と簡単にだまされる

脳はとてもだまされやすい一面を持っています。

ですから、覚えたい情報はなるべく「好きになる」ことが重要です。苦手で好きになれないことでも、「嫌いじゃないかもしれない」くらいに思い込むことは難しくないはずです。

仕方なくやっている勉強では、ストレスホルモンも分泌されてしまい、海馬は萎縮して記憶力が低下し、やる気をなくす〝負のスパイラル〟に入ってしまいかねません。

好きになる・楽しくなることが難しければ、脳に「楽しい」「好きだ」と思い込ませてしまえばいいのです。

だからと言って、苦手科目を好きになる必要はありません。**ワクワクする「ご褒美」を自分で設定してあげること。**たとえば、大好きなお菓子を食べながら勉強をしてみる。食事や旅行など、試験に受かった時の自分へのご褒美を決めておき、そのご褒美を思い出してから勉強を始める。はたまた、好みのタイプの先生から授業を受けるといった不純な動機でもかまいません。

たったこれだけで海馬はコロッとだまされて、シータ波を出してくれます。そうなればしめたもの。**シータ波が出ている時は学習速度が2〜4倍にもなるという研究結果も出ており、普通に勉強をするよりも、25%〜50%とはるかに短い時間で知識を身につけることができる**のです。

4章

よくある！物忘れ脳のトラブル15

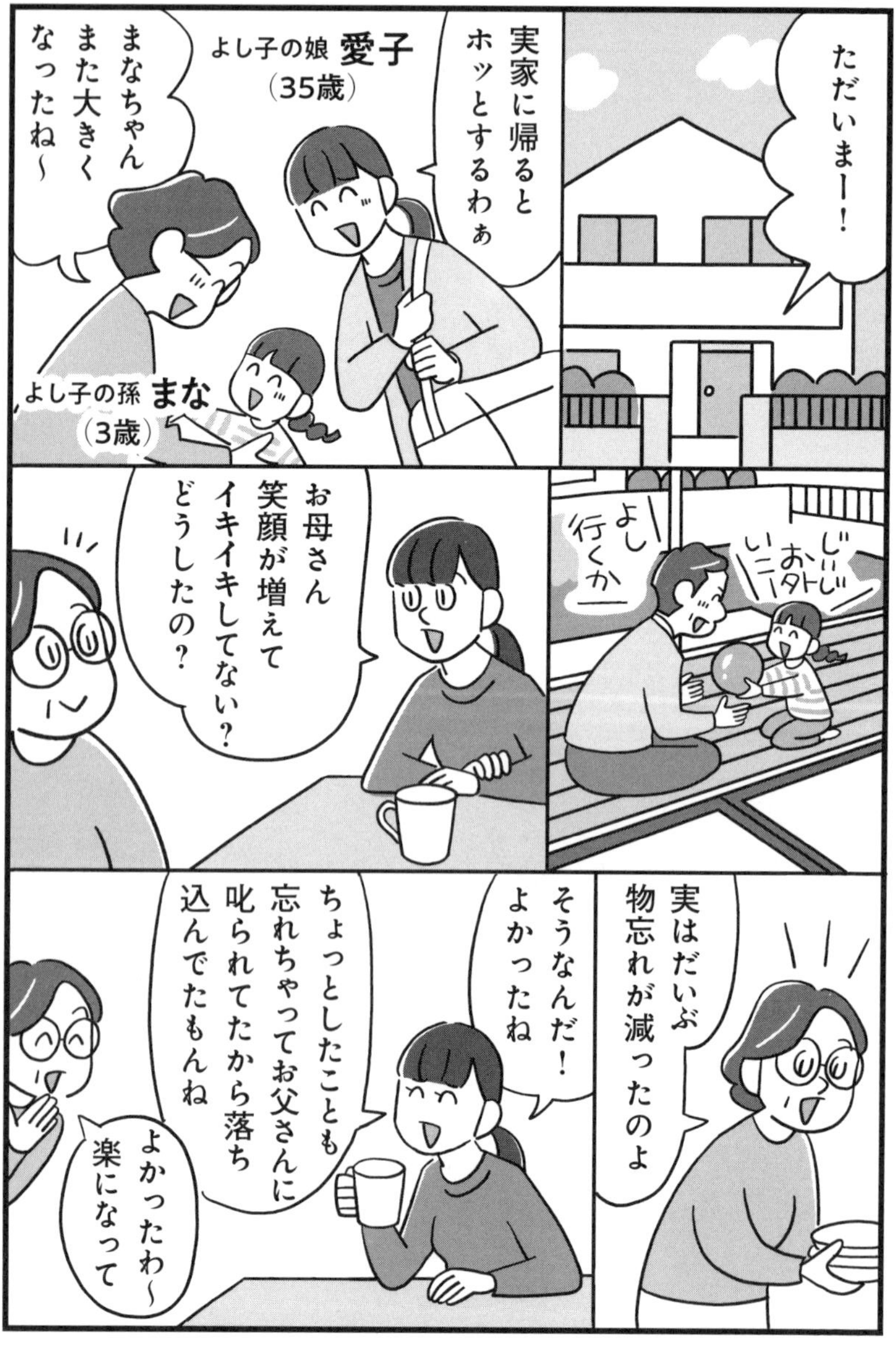
ただいまー！
実家に帰るとホッとするわぁ
よし子の娘 愛子
（35歳）
まなちゃんまた大きくなったね～
よし子の孫 まな
（3歳）
よし行くか
じぃじ おそと いこー
お母さん笑顔が増えてイキイキしてない？どうしたの？
実はだいぶ物忘れが減ったのよ
そうなんだ！よかったね
ちょっとしたことも忘れちゃってお父さんに叱られてたから落ち込んでたもんね
よかったわ～楽になって

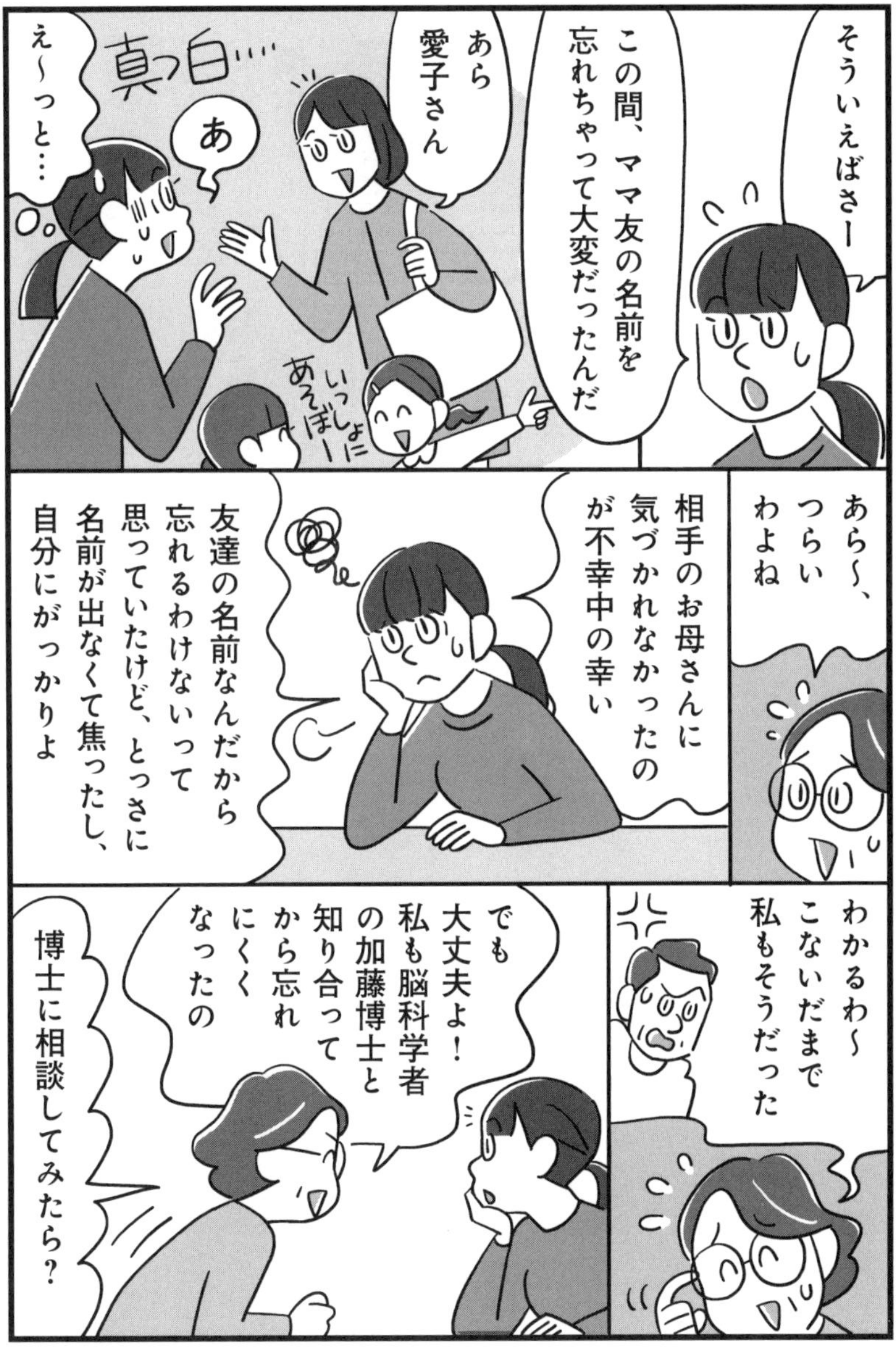
そういえばさー
この間、ママ友の名前を忘れちゃって大変だったんだ
あら愛子さん
真っ白…
あ
え〜っと…
いっしょにあそぼー
あら〜、つらいわよね
相手のお母さんに気づかれなかったのが不幸中の幸い
友達の名前なんだから忘れるわけないって思っていたけど、とっさに名前が出なくて焦ったし、自分にがっかりよ
わかるわ〜こないだまで私もそうだった
でも大丈夫よ！私も脳科学者の加藤博士と知り合ってから忘れにくくなったの
博士に相談してみたら？

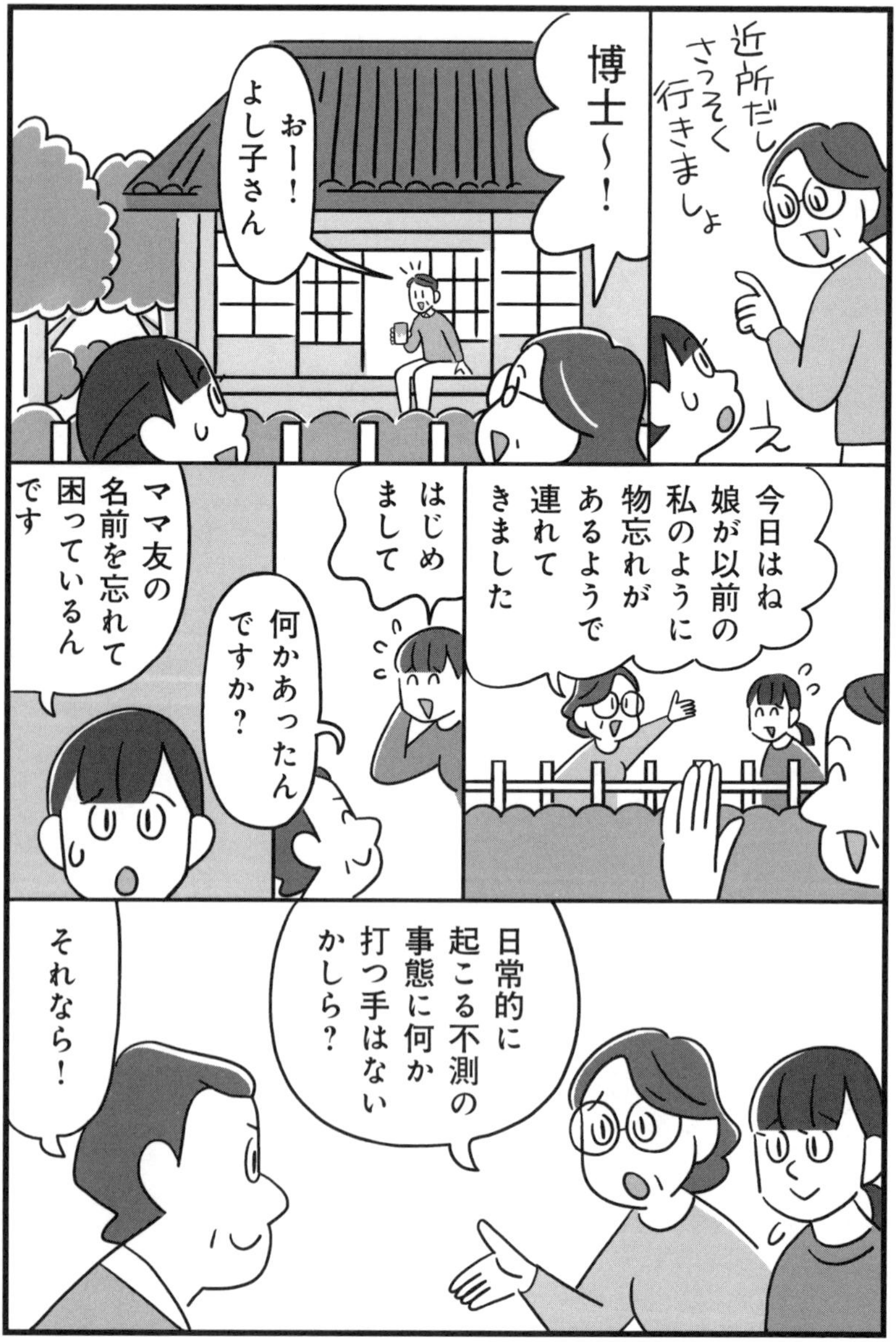

近所だし さっそく 行きましょ
え
博士〜！
おー！ よし子さん
今日はね 娘が以前の 私のように 物忘れが あるようで 連れて きました
はじめ まして
何かあったん ですか？
ママ友の 名前を忘れて 困っているん です
日常的に 起こる不測の 事態に何か 打つ手はない かしら？
それなら！

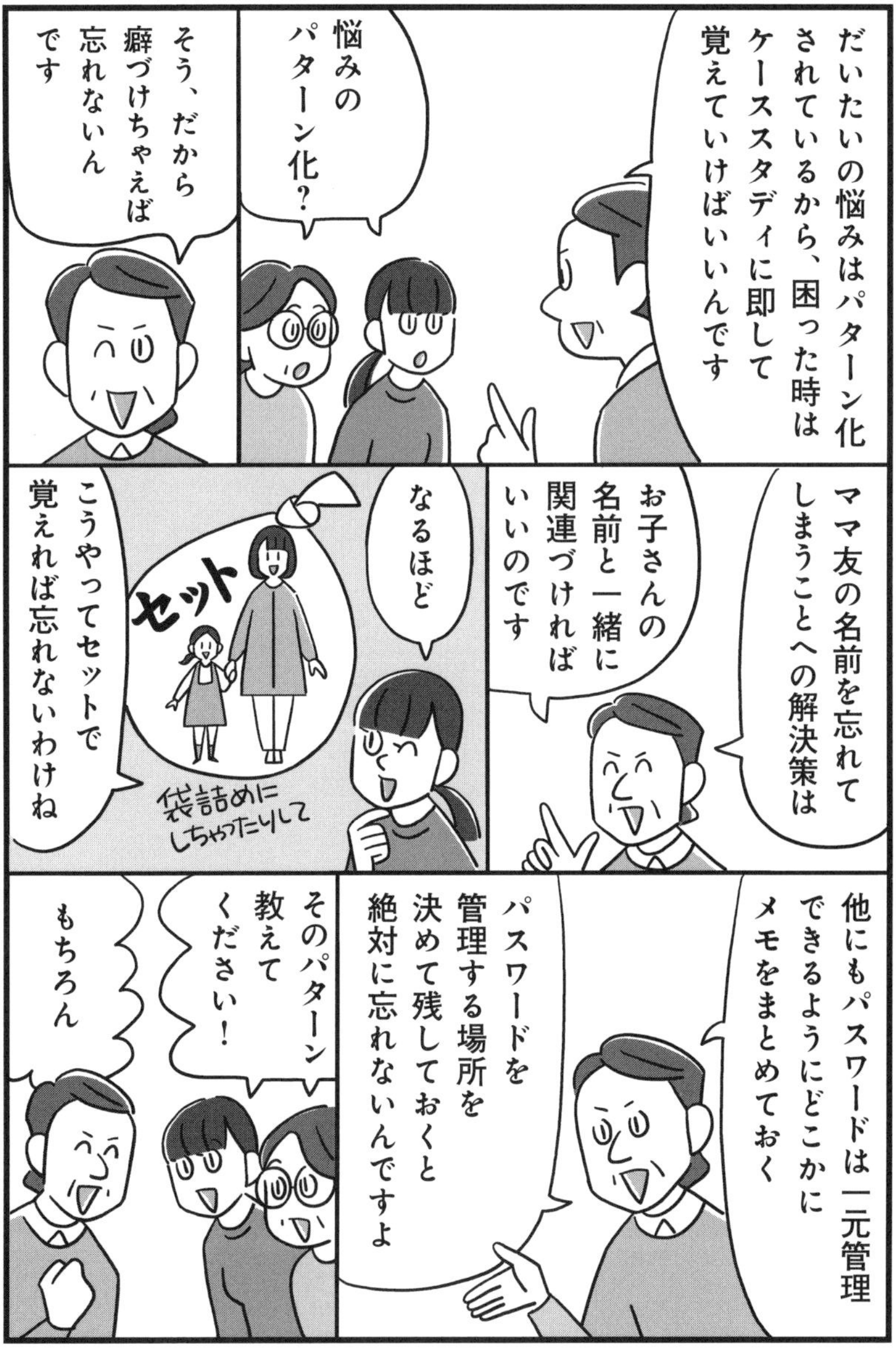
だいたいの悩みはパターン化されているから、困った時はケーススタディに即して覚えていけばいいいんです
悩みのパターン化？
そう、だから癖づけちゃえば忘れないいんです
ママ友の名前を忘れてしまうことへの解決策は
お子さんの名前と一緒に関連づければいいのです
なるほど
セット
袋詰めにしちゃったりして
こうやってセットで覚えれば忘れないわけね
他にもパスワードは一元管理できるようにどこかにメモをまとめておく
パスワードを管理する場所を決めて残しておくと絶対に忘れないんですよ
そのパターン教えてください！
もちろん

脳トラブル1 英単語を覚えられない

対策1 記憶脳タイプを判別して、脳を動かす

私も英語がとても苦手でしたので（今も得意だとは思っていませんが……）、このお悩みは非常によくわかります。

「英単語を覚えられない」というのには、記憶脳タイプによって以下のパターンがあると考えられます。

❶発音がわかるが、スペルが曖昧である
❷スペルがわかるが、発音が覚えられない
❸そもそも英単語の意味が覚えられない

❶は聴覚系が優位な聴覚系タイプ、❷は視覚系が優位な視覚系タイプです。

自分の記憶脳タイプを認識した上で、❶の人は視覚系脳番地を使うような勉強、つまり「書いて覚える」が有効であり、❷の人はリスニング教材を使用することや、自分自身でスピーキングをして、積極的に聴覚系脳番地を動かすことが効果的な学習法です。

❸の人は、意味と英単語が脳の中でセットになりづらいという傾向にあるので、英単語と意味をセットで書き出してみたり、その言葉の語源を調べてみたりすることもよいでしょう。

また、**たくさんの英単語を覚えるためには、まず英語を好きになる、もしくは好きだと思い込むことも有効**です。映画やドラマなど、自分の好きな、興味が持てるものの英語コンテンツに触れることなども、言語との親密度を上げる良い方法です。

日本のマンガなどは、英語版で本が販売されているものもあるため、英語と〝親しくなる〟ためには、そういったものを利用するのもひとつの手だと思います。

脳トラブル2 年号の数字は出てくるが物事と結びつかない

対策2 「エピソード記憶」で数字と物事をセットにしよう

大人になった今、覚える機会はほとんどありませんが「年号」などの数字と物事が結びつかない、覚えられないというお悩み。

歴史上の出来事でなくとも、「あれって何年前の出来事だっけ？」と、エピソードを覚えていても何年前かがわからない、手帳やスマホなどで確認してみると思ったよりも昔だった、なんて思う人も多いのではないでしょうか。

まず前提として、数字の記憶には得意な人と不得意な人がいます。

若い頃の脳は、成熟した大人の脳と違い、理解をしていなくても記憶することができました。年号や数式を覚えるのが得意な傾向にある子供は、わからないことは覚えてから理解するという脳の使い方をします。これは、従来型の「丸暗記」が得意な若い頃ならではの脳の使い方だといえるでしょう。

しかしながら、**大人の脳は年号を「ただ覚える」ということができません**。それは、**年号を覚えられないのではなく、年号の意味を理解していないから覚えることができない**のです。「物事と結びつかない」ということから、まさに理解系脳番地が動いておらず、数字だけを覚えようとしていることが読み取れます。

たとえば、年号を覚える方法としてよく言われている「語呂合わせ」で覚えようとしても、語呂合わせが使うのは主に聴覚系脳番地のため、視覚系タイプであれば「一度紙に書いてみる」べきでしょう。記憶脳タイプを認識していれば、まず、脳科学的に最適な勉強法がわかります。自分の記憶脳タイプを把握して得意な方法で覚えることが最初の一歩です。

年号を覚えるためには、前後に何があったかという「流れ」を意識することが、理解を促進することに繋がり、暗記ができるようになります。

たとえば、645年の「大化の改新」であれば、ただ数字と出来事の組み合わせだけで記憶することは難しいのですが、その前に聖徳太子の時代があって、その後蘇我氏が力をつけて……といった時間の流れとともに、「エピソード記憶」として理解していくことで記憶しやすくなります。

物語として人が動き、時代が動いているということを頭の中で再度描いてください。歴史の事柄であれば、マンガや映像などを見てみるのもよいでしょう。歴史上の人物に「かっこいい」「腹が立つ」と言った感情を乗せたエピソード記憶は、より残りやすく、さらに自ら要点をまとめることで伝達系脳番地を刺激することができます。

また、ちょっとしたコツとして、年号の暗記は頭がイキイキしている時に行うとよいでしょう。海馬の働きは意識レベルに連動しているため、疲れている時には動きづらいのです。

脳トラブル3 似た名前を正しく覚えられない

対策3 〝家系図〟を利用したエピソード記憶で覚える

歴史上の人物には、似た名前がたくさん出てきます。何十人もいる藤原氏や徳川家……しかもみんな下の名前も似ていると覚えにくいのも無理はありません。

身近な人物でも自分の家族のことはわかるのに、親戚あたりになると兄弟の名前までなかなか覚えられないのはよくあることです。

これは、「藤原氏」「徳川家」など、ざっくりとしたカテゴリーを認知することができていても、個々の人物を脳の中で「分離」することができていない状態。興味を持っていて、情報を集める段階に入っていたとしても、それらの情報の解像度がまだ低く、個人レベルに至っていない状態であると考えます。

似たカテゴリーの人、特に一族のような人たちを分離して覚えるためには、社会科の図録などに掲載されているような「家系図」を自分で書いてみることをおすすめします。

家系図を書いて、全体のイメージを改めて摑んだあとは、個々人についてわかることを書き出してみましょう。誰が誰と結婚して、誰と仲が良くて、何をやっているのか……人間関係はそのままエピソード記憶になります。

家系図でグループごとのカテゴリーの輪郭をはっきりと認識してから、個人の分離をしていけば間違うことは少なくなるでしょう。

脳トラブル4 人の顔が思い出せない

対策4 見たものを「頭の中で」もう一度見る

名前は聞いたことがあるけど、顔が思い出せない。もしくは、顔は頭の中に出てきているのに、名前が思い出せない……ある程度の年齢になると、そういった経験を幾度となく重ね、記憶力が落ちたと嘆く方も多いかもしれません。なぜこういったことが起こるのでしょうか。

そもそも、**顔と名前では脳の「記憶する場所」が違っています。**顔はイメージ記憶に分類されますが、名前は言語記憶です。**どちらかしか思い出すことができないというのは、言語記憶とイメージ記憶、2つの情報に関連性があることを脳が認知できていないという現象が起こっているせい**です。

まず、顔を覚えるためには、自分の目でその人の顔を見たあと、頭の中でもう一度「見る」ことが効果的です。写真などでもかまいません。

視覚系脳番地や聴覚系脳番地といった入力系の脳番地は、その入力情報から離れると、使う脳番地が変わります。頭の中でもう一度見る時には、連動して記憶系脳番地も働きます。

「さっき見た顔はこうだったな」と思い出すたびに記憶系と視覚系が同時に働くため、無意識に記憶が強化されていきます。

脳トラブル5　電話番号が思い出せない

対策5　1日1回、1週間、自分で打ってみる

今や電話番号や住所といった連絡先は、すべてスマートフォンやパソコンに保存されていて、覚える必要がなくなりました。

しかし、スマートフォンは電源が切れることもあります。また、緊急時に家族や友人などに連絡する手段が公衆電話しかないこともありえます。そういった時にひとつでも電話番号を覚えておくことは、大きな安心に繋がります。

若い頃に覚えた友人宅の電話番号や、仕事でよく使う電話番号などをいくつか覚えていて、未だに思い出せる、という人もいるでしょう。これは**よく使っていた数字の羅列を脳が親密度の高い情報として認識し、長期記憶に保存しているからに他なりません。**

アナログな方法ではありますが、**よくかけるという電話番号であれば、自分で番号を打って電話をかけることを、1日1回1週間続けてみてはいかがでしょうか。**

とはいえ、私自身も自分の妻の携帯番号を未だに覚えられていないのですが……。

脳トラブル6 対策6

誕生日を忘れて、祝いそびれる
前後にあるものと「相互性」を作る

誕生日はただの日付のようでいて、特別な数字です。友人や家族の誕生日や記念日を忘れてしまい、祝いそびれることは、時に人間関係に大きな影を落とすことがあるため、覚えておくに越したことはありません。

脳はエピソード記憶が得意で、誕生日はまさに意味のあるエピソードのひとつです。しかし、えてして他人の誕生日は覚えづらいものであることも確か。

日付と一緒である何かのイベントがあれば、もうすぐその人の誕生日だなと考えるなど、エピソードとして覚えておくと忘れにくくなります。

お祝い自体を忘れてしまうことに対しての対策は、「何日か前から思い出す仕組み」を作っておくとよいでしょう。

私の場合であれば、連休が始まったら自分にとっての祝うべき「誕生日シーズン」が来るな、夏休みが始まる頃にはあの人が歳を重ねる頃だな……といったように周辺のイベントとくっつけて覚えています。他の情報があればあるほど、情報同士が相互補完をしあって覚えやすくなります。

脳トラブル7 子供の名前（○○ちゃんママ）が覚えられない

対策7 子供（ママ）の名前と関連づける

お子さんがいる人は、お子さんのお友達の名前を覚えなければいけない場面があるでしょう。親同士の会話でも、主体はあくまでも「子供」であることも多く、「○○くんパパ」「○○ちゃんママ」といった呼称を使うことも。

そういった時、よそのお子さんの名前がわからないということはしばしばあります。

昔は、クラス全員の名前と連絡先を記載した「連絡網」があり、暗記する手がかりとしてかなり役立つものがあったのですが、現代ではそうはいきません。

集合写真などを手がかりに、**お子さんと一緒に呼んで覚える、必要であればリスト化するという、視覚系・聴覚系両方を刺激することがここでも大事になってきます。**

また、お子さんが特に仲の良いお友達は、普段の会話などでも出てくる機会が多いため、親密度の高い情報として脳が勝手に覚えてくれることでしょう。

脳トラブル8 友達と話していて、面白かった話が思い出せない

対策8 長期記憶を引き出す「間」を取る

お友達と会話が盛り上がっていて、とっておきの面白い昔話をしようと思ったのに「あれ、なんだっけ……」と、出てこない。非常にもどかしい場面ですよね。

それは脳の仕組みで考えると、非常に「よくあること」だといえます。短期記憶を使う会話で盛り上がっている時に、長期記憶に入っている面白かった話を引き出すことはそもそも脳にとって難しいからです。

会話が続いている間に長期記憶に入っている事柄を思い出そうとしても、脳は今の状況、つまり短期記憶に引っ張られていて、長期記憶を取り出すルートが途切れてしまうわけです。長期記憶にあるとっておきのエピソードを披露するため

には、ある程度まとまった情報をワーキングメモリまで持ってきてあげないとなかなかうまくいきません。

思い出そうとしている時に、お友達が面白いことを言って笑わせてきたりしたら、脳がそちらにリソースを割いてしまうこともありますしね。

「話したいこと」を思い出す時には、少し話し相手に待ってもらって思い出す時間をとることが、思い出し方のひとつです。

また、**話を逸らしたくないという場合は、話題を思い出すトリガーとなる「サイン」を覚えておいて、その面白い話と関連づけるという方法も効果的**です。楽しいお話を逸らさずに、とっておきの笑い話を相手にお話ししてあげましょう。

脳トラブル9 ショートカットキーが覚えられない

対策9 「場所記憶」を意識して覚える

パソコンを頻繁に使う人であれば、さまざまな操作を一度の打鍵でできる「ショートカットキー」を覚えておいて損はありません。……が、ショートカットキーがたくさんありすぎて覚えられないというのもまた無理のないことです。

よく「ショートカットキー一覧」のように、リストアップをしておいて目に触れるところに貼っておく人も多いのですが、それだけでは「わかった気になる」だけ。

なぜなら、ショートカットキーの一覧では「どの場所を押すか」が明確になっていないからです。ショートカットキーは「ここところを押すとこうなる」という〝場所記憶〟が必要になるため、もしそういった**一覧を作るのであれば、キーボードの配置がわかるようなものを用意して、必ず自分で押してみること**です。

また、ショートカットキーの一覧を横に貼っておくことも場所記憶をリセットしてしまうため、覚えづらい要因になっています。

覚えようとするのであれば、**なるべく実物大に近いキーボードの絵に位置を書き込み、実際に押して覚えるような練習がおすすめ。**視覚系脳番地と運動系脳番地を連携させて、動作で覚えるのがショートカットキーの記憶法であるといえるでしょう。

脳トラブル10
どのパスワードを設定したか、覚えていたつもりが忘れている

対策10
「最悪、ここにある」という状況を作っておく

私たちはさまざまなサービスを利用する際に、パスワードを設定する機会が多いものです。しかしながら、パスワードはセキュリティ上の観点から、以下のような制約があります。

・使い回ししないことを推奨されている
・サービスによって文字数が違う（4文字以上・8文字以上など）
・サービスによって必要な文字の種類も違う（大文字・小文字や記号など）

これらを満たすパスワードをそれぞれのサービスごとに設定していると、どのサービスにどのパスワードを設定したかを覚えておくことは難しいことでしょう。

この場合、**自分の汎用するパスワードの「原型」を決めておくと覚えやすくなります。**

たとえば「Ｎｏ－ｂａｎｃｈｉ＊＊＊＊」という原型を作っておいたら、サービスごとに後半を変更する。後半をサービス名にするのか、それともランダムな数字の羅列にするのか、変形するパターンを決めておくことで覚えやすくなります。

もっとセキュリティを意識するのであれば、ランダムに変える場所を後半だけではなく、数パターン決めておきます。その時、選択肢が3つ程度ある状態を作っておくとよいでしょう。たとえ間違っていたとしても、その3パターンのうちいずれかで正しいものに当たれば、問題はありません。

どうしても組み合わせが覚えられないという場合は、最後の手段として、すべてのパスワードを書き出しておいたものを用意しておくことも大切です。

私の場合は、そういった**重要な情報を書いた紙は、金庫のような鍵のかかる特殊なボックスに入れておいて、困った時は「最悪、ここを見ればわかる」という状況を**

作っています。また、日記などに手がかりを書いておけば、時系列でも管理することができます。

頭の中からどうしても記憶を引き出せない時は、ここを見る。それでもだめならばここを見る、といった仕組みづくりをしておくことも、現代のパスワード暗記術だといえます。

セキュリティ上の観点で見ると、パスワードを書き出す行為は「最良の方法」とはいえませんが、パスワードを書いたメモをパソコン上に貼っておいたり、持ち歩いたりするよりははるかに良いでしょう。

脳トラブル11 夫や子供の個人情報が覚えられない

対策11 自分だけの「保存場所」を作る

仕事や学校などで、平日なかなか動けない家族のために役所で手続きをするという場面で、家族の個人情報が必要になることがままあります。

現住所・本籍地・保険証番号、親類の住所やお墓の場所など……家族の情報をすべて覚えておければいいのですが、普段使わない情報は脳がなかなか覚えてくれません。

私のやり方ですが、**パスワードを書いた紙と同様に、銀行の印鑑や通帳などとともに、家族や親戚の情報など、すべてを書いたメモを用意しておきます**。それは**覚えていない情報だけではなく、覚えている情報もすべて記載しておくのがポイント**です。

どうしても自分が覚えられないことがあれば、その「保存場所」にしっかり覚えてもらい、必要な時に取り出すのも記憶法のひとつであると私は考えます。

現代はクラウドコンピューティングといって、インターネット上に自分のデータを置いておく方式を利用したサービスが一般的ですが、この方法は自分の脳をクラウド化して閉まっておくようなイメージです。**ここに行けば確実にわかる、という場所を持っておくことが、安心感を生み、いざという時に必ず役に立つ**でしょう。

脳トラブル12 対策12 直前まで覚えていた財布を家に忘れた 自分の「行動パターン」を決めておく

「直前までは覚えていたはず」ということを、きちんと思い出せるようにしておくことも、大人の脳には欠かせません。

家を出る直前までは持っておこうと思ったのに、財布や鍵を家に忘れて、駅に着いたところで家へと逆戻り、という経験がある人も多いのではないでしょうか。

こういった時の最悪のパターンは、「自分がどこに忘れたかを思い出せないこと」です。普段置かないような場所になんの気なしに置いてしまい、どこへやったか忘れてしまうと、さまざまな場所を探し回る必要があります。

この場合の対策は、**自分の行動パターンや、物を置く場所を一律で決めておくこと**です。財布はここ、鍵はここ、通帳はここ……と決めておくことで、そこを探せば見つかるという状態を作り出すための「場所決め」は重要です。

家から持ち出す時も同様です。財布や鍵は必ずバッグのある場所に入れておく、このポケットに入れるといった「パターン化」をしておくことで、探す場所が限定され、焦らず対処することができるでしょう。

脳トラブル13
間違えた箸の持ち方を直せない

対策13
時間をかけて「丁寧に」やり直す

この本を通して「どうやって覚えるか」ということをお伝えしていますが、私たちはしばしば、間違ったことを覚えてしまうことがあります。

脳は一度「こうだ」と決めてしまうと、その「思考の癖」や「動きの癖」をそのまま続けてしまいます。ガンコな一面を持っているというよりは、その癖自体が楽になってしまうんですね。

たとえば、お箸の持ち方。何十年も続けてきたお箸の持ち方は、「動作記憶（プロシージャ・メモリ）」として、脳に染み付いています。たとえ間違っていたとしても、その人にとっては一番「ラク」な持ち方なのです。

一度覚えてしまった動作記憶を直す時には、「ゆっくり」「考えながら」「正確に」やり直すことを続けていくしかありません。早く動かせば動かすほど脳は考えないまま、今の自分にとって一番ラクな方法を選んで動くため、間違った動きをしてしまいます。

直したい動作や、間違った記憶は、とにかく時間をかけてゆっくりと正しいことを考えることが大切です。

脳トラブル14 小さな頼まれごとを忘れてしまった

対策14 未来のアポを自分で取ろう

仕事や家事など、やるべきタスクが複数積み重なっている時に小さな頼まれごとをされると、後になって忘れてしまうことがあります。

一つひとつは小さなことかもしれませんが、積み重なると大きな面倒を呼んでしまう他、自分自身の信用を失うことにも繋がりかねません。

まず、小さな頼まれごとをされたら、すぐやってしまうという解決法がありま す。しかし、大きな仕事にかかっている途中に小さな仕事を請け負ってしまうと、脳は集中力を切らせて混乱してしまい、全体的な効率を悪くしてしまうことも。

気分転換にもなるから、とすぐやってしまうのは脳を混乱させる一因にもなります。成熟した大人の脳は、1つのテーマに取り組むことに向いているのです。

何かを頼まれた時点で「メモを取る」のが有効です。ただ**頼まれごとのメモを取るのではなく、いつやるかも明確にしておくとよい**でしょう。自分自身の未来のアポイントメントをとって、小さな頼まれごとをラベリングしておくのが脳にとって良い方法です。

その日のやることをなるべく1枚で俯瞰できるようにしておけば、次の日に前日やったことを再確認できるうえ、やり残したことにも気づくことができます。

脳トラブル15 道のりがなかなか覚えられない
対策15 自分が率先して「道案内」をしよう

今はいつでもどこでもスマートフォンで地図を見ることができるので、「迷子になる」ということも少なくなってきました。

しかし、小さなスマートフォンで地図を見るのは意外と手間ですし、「歩きスマホ」はそもそも危険です。できればよく使う道はすぐ覚えたいですよね。

新しい目的地へ行く際は、人についていくのではなく、自分が率先して道案内をすることが大切です。人についていくだけでは、景色や目印を視覚系脳番地がスルーしてしまいます。

自分で道順を理解しながら、人に伝えることを考えることで、理解系脳番地と伝達系脳番地が活性化し、記憶系脳番地に情報の重要度を伝えます。またその道のりを実際に歩くことはどのように行動すればよいかを立案する運動企画、すなわち運動系脳番地も刺激するため、道を覚えたいのであれば自分の足でそのルートを通ってみることもおすすめです。

5章

60歳からのすごい記憶力の向上

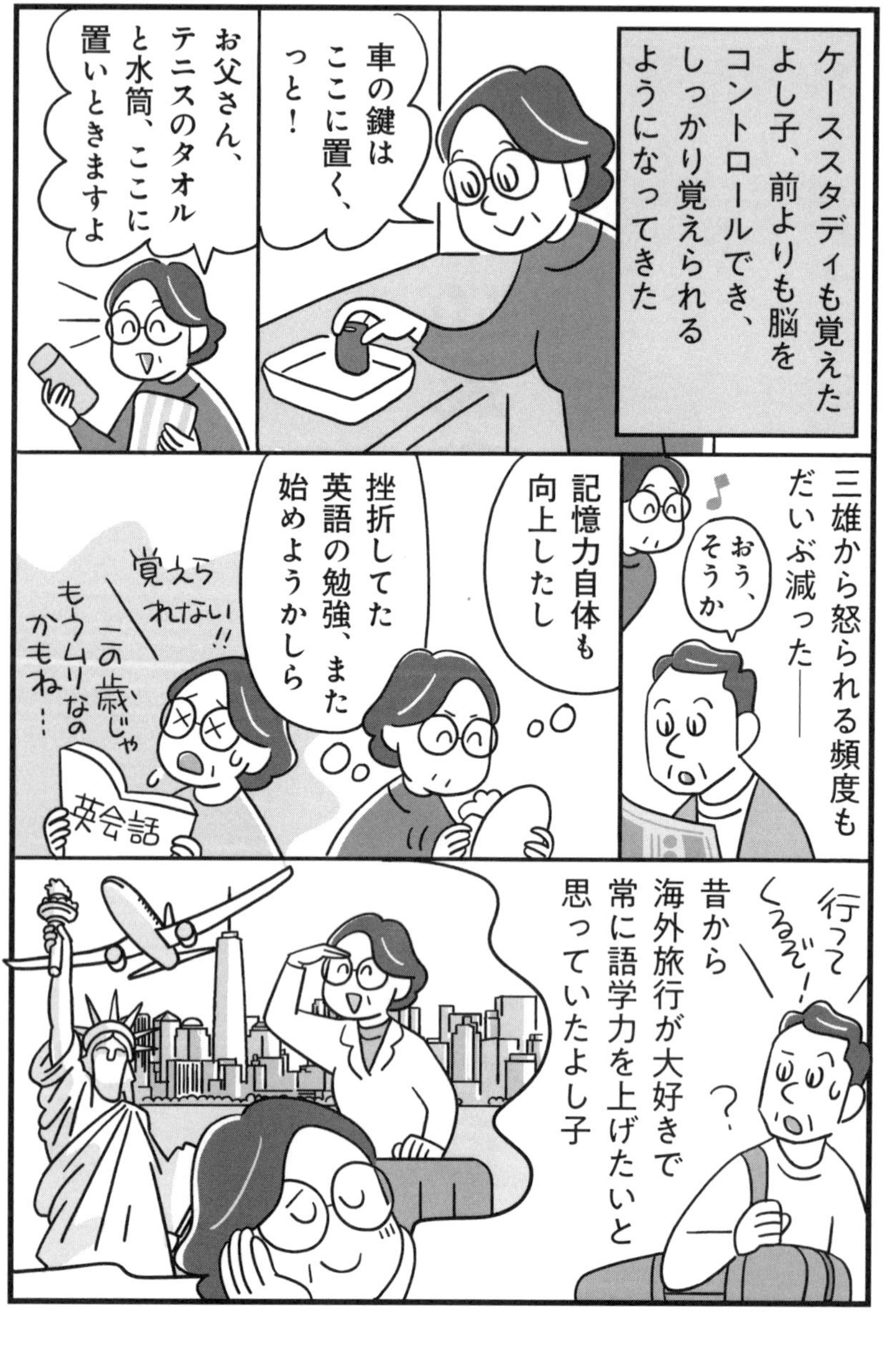
ケーススタディも覚えたよし子、前よりも脳をコントロールでき、しっかり覚えられるようになってきた
車の鍵はここに置く、っと！
お父さん、テニスのタオルと水筒、ここに置いときますよ
三雄から怒られる頻度もだいぶ減った――
おう、そうか
記憶力自体も向上したし
挫折してた英語の勉強、また始めようかしら
覚えられない!!
もうムリなのかもね…
この歳じゃ
英会話
昔から海外旅行が大好きで常に語学力を上げたいと思っていたよし子
行ってくるぞ！
？

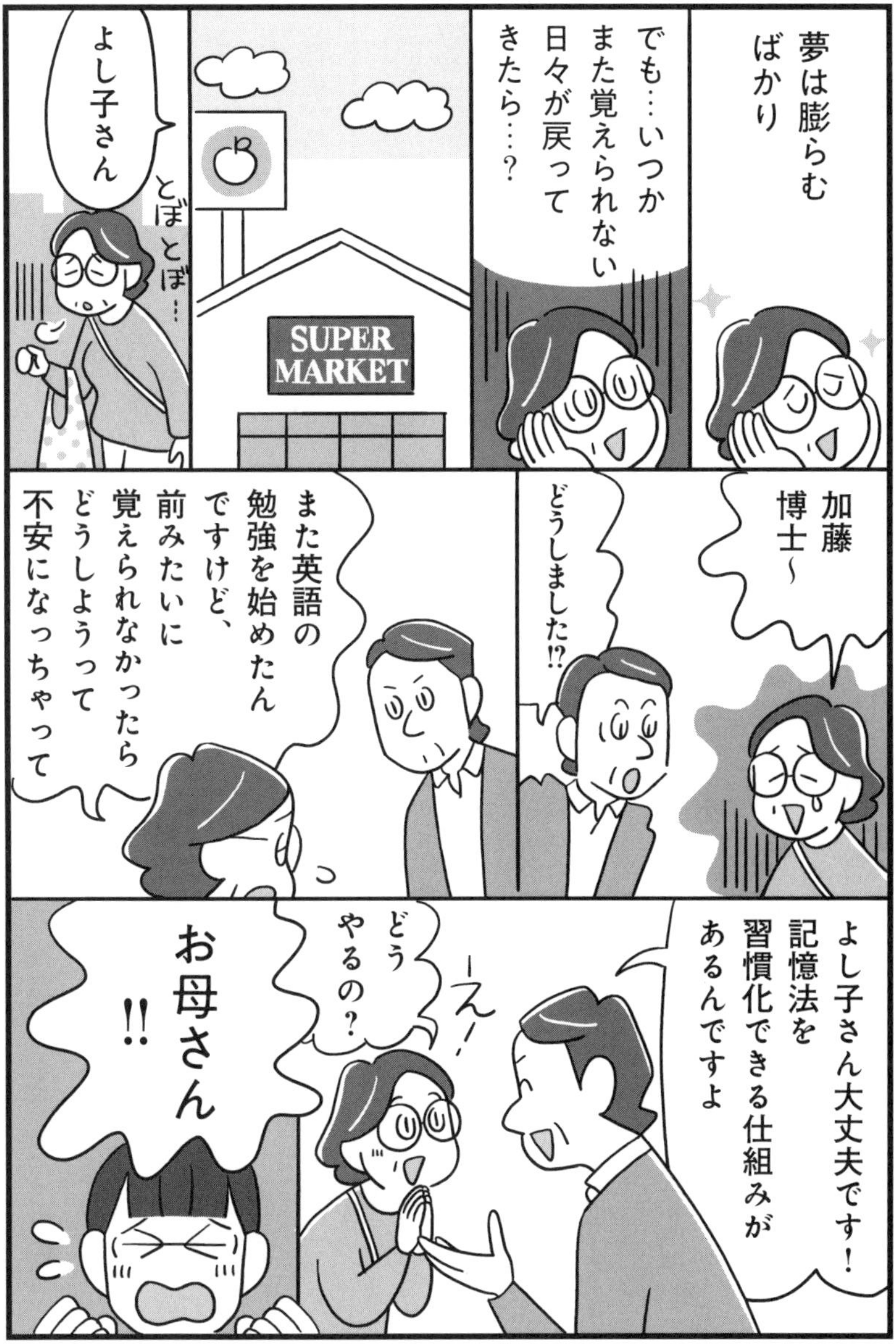
夢は膨らむばかり
でも…いつかまた覚えられない日々が戻ってきたら…?
SUPER MARKET
よし子さん
とぼとぼ…
加藤博士〜
どうしました!?
また英語の勉強を始めたんですけど、前みたいに覚えられなかったらどうしようって不安になっちゃって
よし子さん大丈夫です!記憶法を習慣化できる仕組みがあるんですよ
どうやるの?
え!
お母さん!!

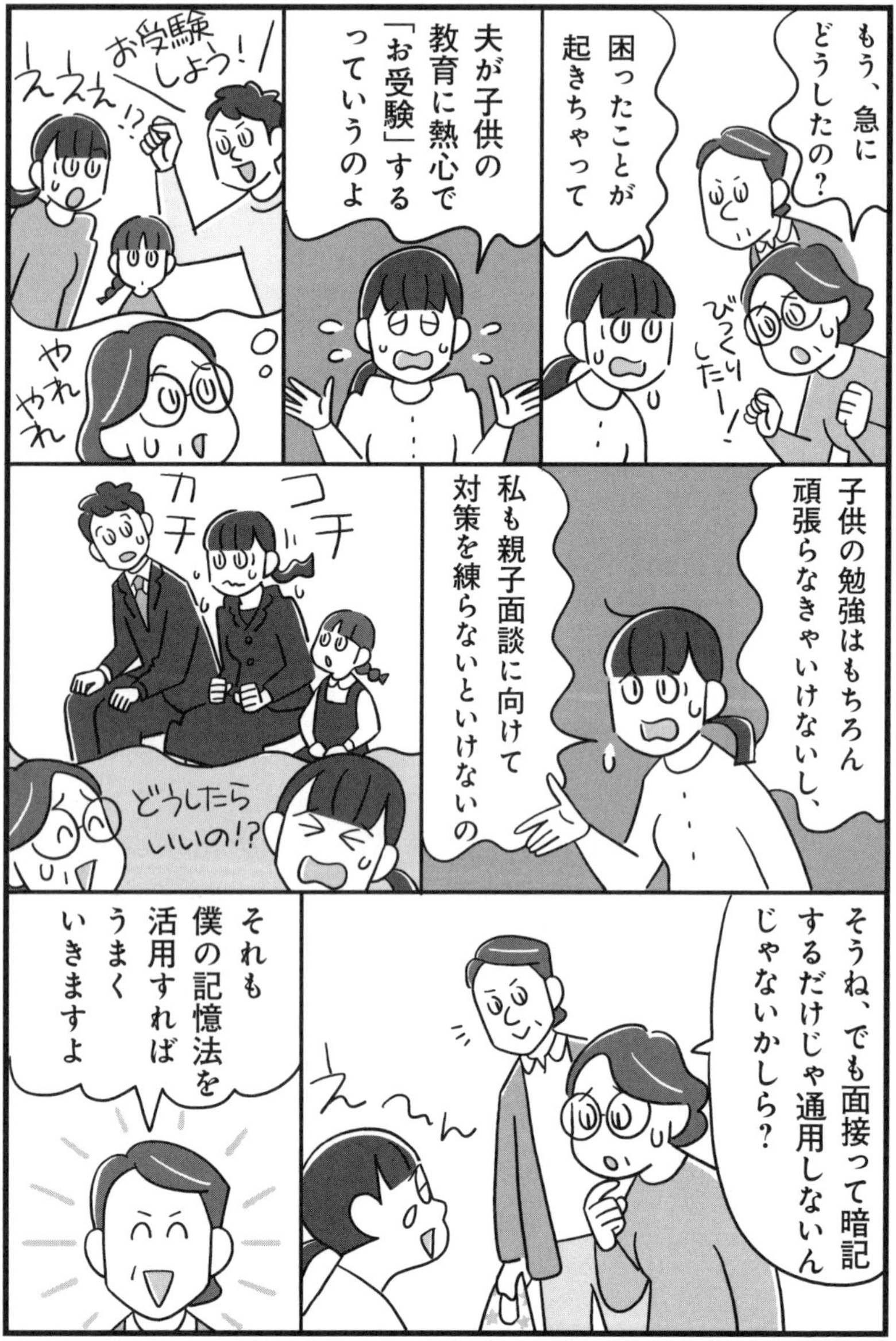
もう、急にどうしたの？
困ったことが起きちゃって
びっくりしたー！
夫が子供の教育に熱心で「お受験」するっていうのよ
お受験しよう！
えええ!?
やれやれ
子供の勉強はもちろん頑張らなきゃいけないし、
私も親子面談に向けて対策を練らないといけないの
カチコチ
どうしたらいいの!?
そうね、でも面接って暗記するだけじゃ通用しないいんじゃないかしら？
え〜ん
それも僕の記憶法を活用すればうまくいきますよ

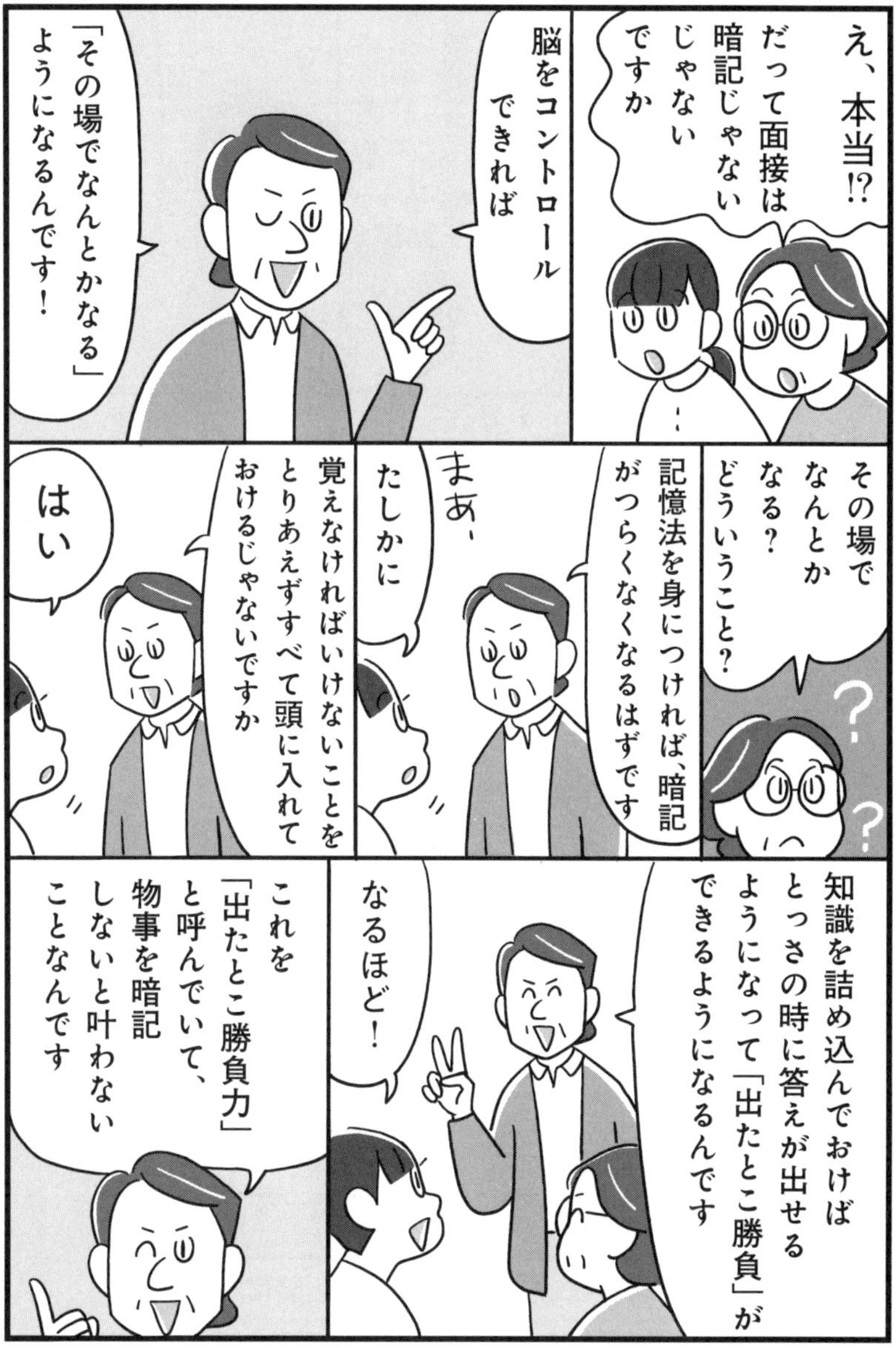

え、本当!? だって面接は暗記じゃないじゃないですか
脳をコントロールできれば
「その場でなんとかなる」ようになるんです!
その場でなんとかなる? どういうこと?
記憶法を身につければ、暗記がつらくなくなるはずです
まあ、たしかに
覚えなければいけないことをとりあえずすべて頭に入れておけるじゃないですか
はい
知識を詰め込んでおけばとっさの時に答えが出せるようになって「出たとこ勝負」ができるようになるんです
なるほど!
これを「出たとこ勝負力」と呼んでいて、物事を暗記しないと叶わないことなんです

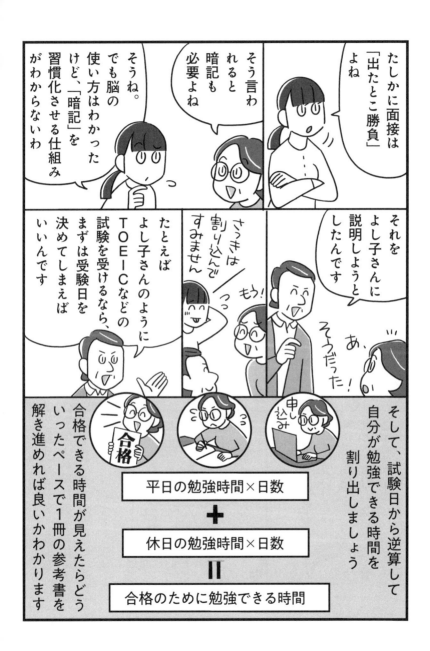

たしかに面接は「出たとこ勝負」よね
そう言われると暗記も必要よね
そうね。でも脳の使い方はわかったけど、「暗記」を習慣化させる仕組みがわからないわ
それをよし子さんに説明しようとしたんです
あ、そうだった！
さっきは割り込んですみません
もう！
たとえばよし子さんのようにTOEICなどの試験を受けるなら、まずは受験日を決めてしまえばいいんです
そして、試験日から逆算して自分が勉強できる時間を割り出しましょう
申し込み
合格
平日の勉強時間×日数
＋
休日の勉強時間×日数
＝
合格のために勉強できる時間
合格できる時間が見えたらどういったペースで1冊の参考書を解き進めれば良いかわかります

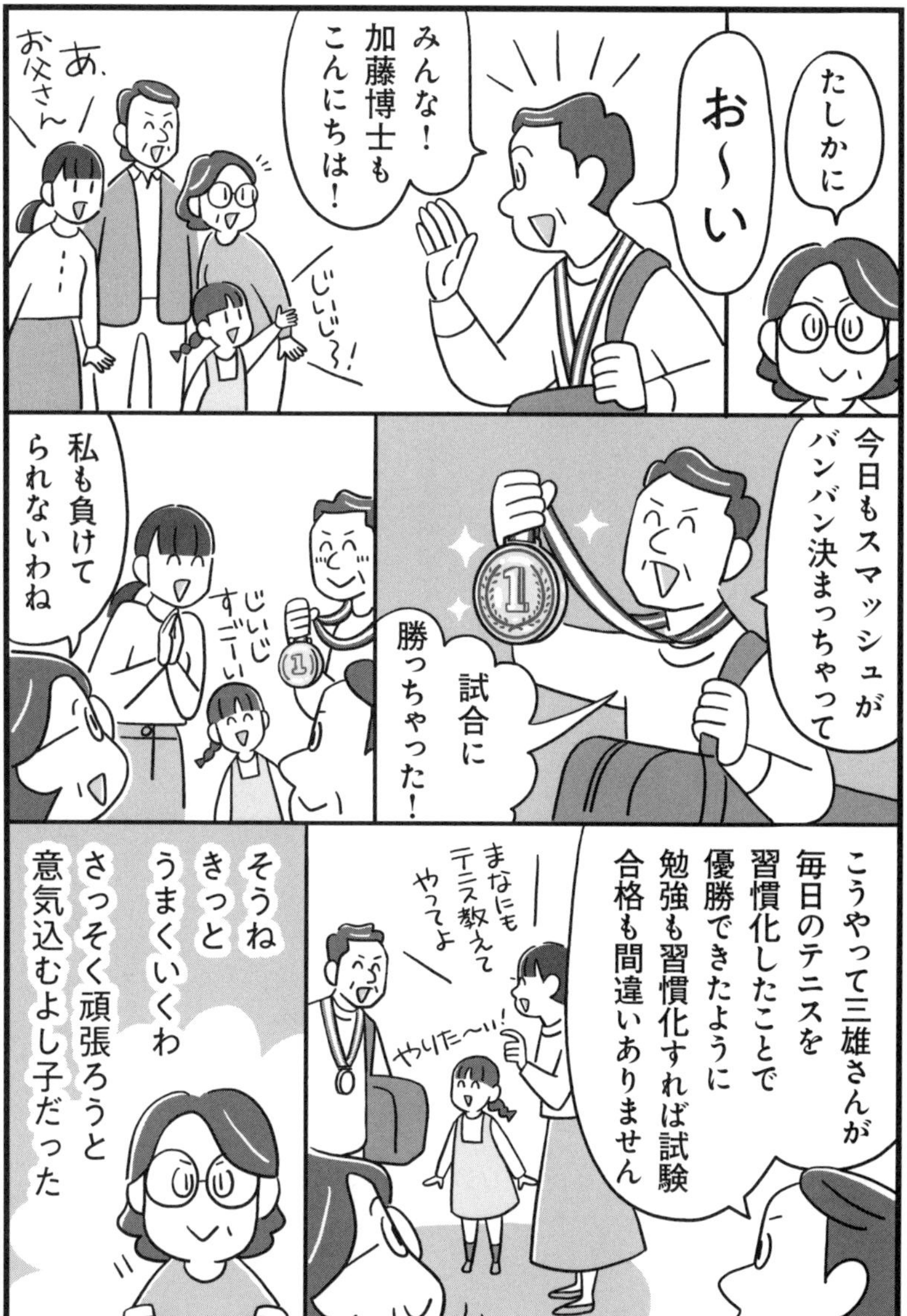
たしかに
お～い
みんな！加藤博士もこんにちは！
あ、
お父さん
じいじ〜！
今日もスマッシュがバンバン決まっちゃって
試合に勝っちゃった！
私も負けてられないわね
じいじすごーい
こうやって三雄さんが毎日のテニスを習慣化したことで優勝できたように勉強も習慣化すれば試験合格も間違いありません
まなにもテニス教えてやってよ
やりた〜い！
そうね きっとうまくいくわ
さっそく頑張ろうと意気込むよし子だった

すごい記憶力を手にしたらどうなるのか

これまで、記憶力を高めるための方法を、実例などを交えてお伝えしてきました。従来型の無意味記憶の力を取り戻すことはできなくても、脳の特性と自分の記憶脳タイプを知った上で、脳のネットワークを動かすことで、いくらでもあなたの脳は記憶力を高めて成長を続けていきます。

では、実践を続けて「すごい記憶力」を手にした大人の脳は、どのように変わるのでしょうか。

すごい記憶力効果1

自分の得意な記憶脳タイプで対応ができる

3章で解説しましたが、視覚系タイプ、聴覚系タイプと、ほとんどの人はどちらかに分類されます。どちらかの脳番地を日頃から磨き上げていれば、目の前にきた情報をどう処理すれば効率よく覚えられるか、すぐさま対応ができます。

視覚系タイプが聴覚的な情報に触れるのであれば、耳で聞いた情報を視覚的情報に落とす。つまり、書き出して「見る」。

聴覚系タイプであれば、視覚系の情報を全部その場で言葉に変える、すなわち聴覚系の情報に変換して、実際に声に出して覚える。

感覚・運動系タイプであれば、紙にひたすら書き、動作をつけてみる……など、

自らの記憶脳タイプを知ることで、そのような対応ができるようになります。自分に何ができて何ができないかを、熟知している状態です。

また、**自分の不得意な脳番地は頑張り次第でいくらでも成長させることができます。**

3つの暗記タイプがすべて発達している人はそういませんが、そこを目指すことで、よりあなたの丸暗記脳は揺るぎないものとなっていくでしょう。

すごい記憶力効果2

余計な感情に左右されない

すごい記憶力が身についた人は、余計な感情に左右されることが少なくなります。

人間は感情に左右される生き物です。たとえば「何かをしよう」と意欲に燃えたとしても、始めるとすぐにネガティブな感情が邪魔してしまうことがあります。

一念発起してある資格試験を取ろうと決意したとします。資料を取り寄せて、全貌を理解し、数ヶ月～1年先の試験に向けて勉強を始める……すると、その過程の中で、さまざまな感情が湧いてくるでしょう。

「面倒くさいなあ」
「こんなに覚えなければならないなら無理かもしれない」
「もう試験まで3ヶ月もないぞ」

……などなど、あなたの脳はネガティブな感情を生み、その感情が先走ることによって、受かる可能性が十二分にあった試験に落ちてしまうかもしれません。

余計な感情は、物事が上手くいかない大きな問題点となってあなたの前に立ちはだかります。

しかし、自分自身の脳の特性をよく理解した脳を持った人はそういった感情に左右されなくなります。

「覚えなければいけないこと」に対して、ネガティブにならず、積極的に関わることができるでしょう。

すごい記憶力効果3
人間関係がスムーズになる

すごい記憶力が身についたあなたは、人間関係も上手くいきます。

相手の特徴や、なにげない会話、お誕生日などを覚えて、お祝いをしてあげたり、日常の会話で「これ好きでしたよね？」といえたりするでしょう。**自分のことを覚えている相手に対して人は好感を持つもの**です。

また、従来型の丸暗記が得意な人であれば、インプットは得意だが、アウトプットは苦手という場合もあります。すごい記憶力を身につけたいなら伝達系脳番地を意識して使うことが大事なポイントのひとつです。

すごい記憶力効果4
「出たとこ勝負力」がつく

この脳が手に入ればネガティブな感情を抱きづらくなり、新しいことにも積極的に関われるようになります。引っ込み思案でなくなり、何事にも新鮮に取り組めるのはなぜなのでしょうか。

その理由は「出たとこ勝負力」です。「その場でなんとかできる脳の力」と言ってもいいでしょう。

課題があり、覚えなければいけないことが出てきた時に、とりあえずすべて頭に入れてしまえばいい、という解決法を選ぶことができます。それで知識を覚えておけば、とっさの時に記憶を引っ張り出せて、その場を立ち回ることができるはずです。

暗記だけではなく、脳のネットワークが非常に活性化している状態でもあるため、物事の処理も速くなります。

すごい記憶力効果5

新しいことに、積極的に関われる

大人になって、新しいことが怖くなったという人はいませんか。

現代はあらゆるものが目まぐるしくアップデートを続けています。ＡＩ技術はその最たるものですし、人の考え方も、流行も、使う道具も、多くのものが様変わりしています。

もちろんすべてを受け入れ、取り入れる必要はありません。温故知新という言葉があるように、昔ながらのやり方・考え方によいところはたくさんあります。

また、今までのやり方を変えるのは、面倒なことです。資格試験みたいに覚えることがたくさんあって、やることは山積み。別に取り入れなくたって困らないじゃないか……そういった「**億劫**」**な感情は、この記憶術を手に入れた脳には起こりません。**

これからもどんどん出てくる新しいこと、出会いやチャレンジに積極的に関われるようになります。資格試験にチャレンジしたくなるかもしれないし、何かのオーディションを受けたくなるかもしれない。はたまた、職人を目指すのもあなた次第。あなたの未来は、人生の中盤からでも無限に広がります。

すごい記憶力の使い方

一度覚えたことを忘れない、つまり記憶量を「減らさない」ことが大切です。

減らさないためのテクニックには「自力」と「他力」、つまり自分で減らさない工夫と、人に「増やしてもらう」工夫があります。ここでは、英語学習を例にとって解説していきましょう。

すごい記憶力テク1

記憶量を自分で減らさない「ラベル付け復習」

英単語や文法など、自分がどれくらい覚えているか、模擬テストなどを行ってみてください。そして、問題のカテゴリーごとに4段階でラベルをつけていきましょう。

・どのように出題されても間違えない（完全に理解できている）↓◎
・ほぼ理解しているが、間違えることがある↓○
・曖昧に理解しており、迷ったり間違えたりする↓△
・ほぼ理解していない、毎回間違える↓×

これは、問題の「できる」「できない」を可視化する行為です。「できない」が多いとネガティブな感情を抱きがちですが、「できる」に目を向けましょう。

なぜ「できる」ができているのかを自分自身で分析し、繰り返してください。次第に×（できない）が減り、△や○が増えていくことを実感できるでしょう。**一度覚えたことが減らない感覚を実感すると、脳は「ご褒美」をもらったような気分になり、より知識を身につけようと動きます。**

すごい記憶力テク2

他力で「情報のシャワー」を浴び続ける

もうひとつ**覚えたことを減らさない方法が「情報のシャワー」を浴びられる環境作りです。**

英語の学習をしているのであれば、その情報が勝手に入ってくる環境を構築する。たとえばイングリッシュスピーカーの友人を作ることもそうですし、海外のニュースを見るでも、もちろんYouTubeやNetflixで常に英語が流れる番組を観るといったことでもかまいません。

特に効果があるのは、授業を受けているのであれば、先生から聞くだけではなくて、同じ授業を受けている友達とも授業の内容を話してみること。仲の良い友達がやっているテキストや勉強法などを試してみることも効果的です。

これらの行為は、3章でもお伝えした情報との「親密度」を上げることに繋がっています。楽しく学んだことは長期記憶へと移動しやすく、かつ定期的に〝英語のシャワー〟を浴びることで、学んだことを定期的に思い出し、減らさないような効果が期待できます。

すごい記憶力テク3

脳の最も大切な記憶時間「睡眠」を効率よく活用する

すごい記憶力を作り、育てるために大事なことは「睡眠」です。睡眠は、脳が活性化しやすくなるベースづくりのひとつ。

複数の脳番地を動かした「脳トレ」の最も大切な締めくくりは「眠ること」なのです。

睡眠をおろそかにしている人は、頭が良くならないと言っても過言ではありません。

眠っている間に、脳は学習した知識を記憶に定着させます。つまり、よく眠らない人は学習の効果が薄い状態になっているのです。

眠っている間は、何もできません。つまり、脳にとっては新しい情報が来ない貴重な時間です。

日中営業しているお店は、営業していない時間にどんなことをしているでしょうか。必要であれば掃除や、倉庫の整理、従業員の休息が営業時間外に行われていますよね。**脳も、寝ている間に無意識化で記憶の整理を行い、エネルギーを溜めておくことで次の日の〝営業〟に備えています**。

睡眠不足はそもそも次の日に使えるエネルギーが少ないので、勉強しても集中できず、理解も進まず、思うように学習することができません。次の日も睡眠不足だと、前の日に学習したことも身につかず、さらに学習効率は悪くなる負のスパイラルのできあがり。

そもそも「眠気」という不快感は、脳全体に司令を送る思考系脳番地の70％程度を使ってしまいます。たっぷり寝るだけで、脳を動かすための思考系脳番地のパフォーマンスが上がり、ひいては脳全体をしっかり動かせるようになるのです。

すごい記憶力テク4

睡眠を利用することで「4回」思い出せる

学習したことをその日のうちに復習することで学習効率が上がることを2章で解説してきました。

実は睡眠中に脳の記憶が整理されているため、無意識のうちにその学習内容をもう一度思い出しています。つまり、初めの学習、復習、睡眠時と**1日に3回その内容を思い出すことになるため、記憶の定着がよくなります。**

次の日もその内容を復習することによって、脳は2日で合計4回思い出す機会を得られます。記憶を定着させるためにも、睡眠はとても重要なのです。

「夜型が合っている」はただの思いこみ

脳にとって夜はしっかりと眠り、朝から活動することが大切なことだとお伝えすると、しばしば「私って夜型だから……」とおっしゃる方がいます。**夕方から頭が冴えてくるのは、実は〝日中に頭がぼんやりしている〟証拠**です。日中の脳の活性度が低いため、少しよく働くようになるとそのような錯覚を起こしてしまうのです。

朝から脳のパフォーマンスを上げられる人と比べたら、その差は歴然。

脳の活性度のピークが変わってくることがおわかりになるでしょうか。**活動量**

の面積の差で見ても、朝からきっちり脳が活性化している人と、〝自称夜型〟の人とでは、2〜3倍程度の差がついています。夜型の人は、自ら重たい「ハンデ」をその身に課しているのです。

「思考系脳番地」は睡眠時にしか休めない

「寝不足で頭がぼんやりする」「ちゃんと寝たのに、朝は頭が動かない」という方は、睡眠の質が悪い証拠です。

脳番地の〝司令塔〟である思考系のパフォーマンスは、睡眠の質に大きく左右されます。

トップがぼんやりしていると、その組織全体がぼんやりしてしまうように、睡眠不足の脳は深い思考をすることができず、司令を送られたその他の脳番地もぼんやりと働くことになります。特に、**日中に眠気があると、視覚系や聴覚系の脳番地の働きが低下して、見る力、聞く力が低下します**。

「ノンレム睡眠」と「レム睡眠」という言葉を聞いたことがある方もいると思います。睡眠中の脳波を測定することで図のように、判定することができます。

「ノンレム睡眠」では、徐々に睡眠が深くなります。深睡眠には、脳全体が休息し、脳の老廃物アミロイドβが排泄されやすく、前日起こったことの記憶が定着する時間です。

「レム睡眠」は、眼球が活発に動く〝急速眼球運動〟（Rapid Eye Movement＝REM）が起こっており、脳が活発に動き、夢を見る一方で、運動系脳番地の働きが低下します。これによって、全身の筋肉をリラックスできます。時には金縛りを体感することも起こります。加齢に伴って「レム睡眠」の時間が減ることがわ

パフォーマンスの高い脳と低い脳

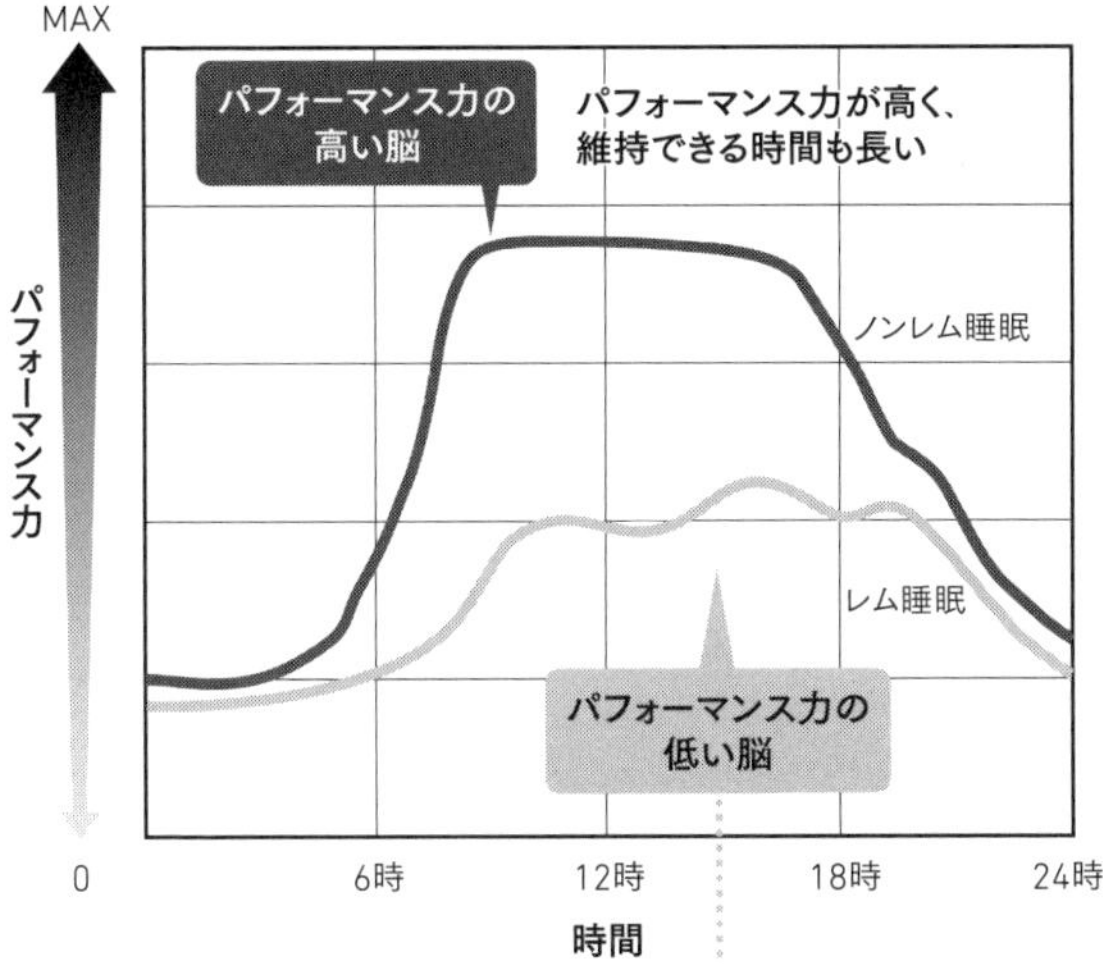

夕方〜夜にかけてパフォーマンス力が高いと思い込みがちだが、実はパフォーマンス力が高い脳に比べて、MAXのパフォーマンス力も低く、集中力も不安定になり、集中を維持できる時間も短くなっている

自称夜型人間の人も睡眠時間の見直しをして、生活習慣を一度朝型にしてみよう。もしかしたら朝型脳の方がパフォーマンスが高い時間が長いため、勉強や仕事がはかどるかもしれない。

かっていますが、「レム睡眠」の時間が短い場合、日中の記憶力が低下する研究報告があります。

思考系脳番地が最もよく休める時間は、睡眠の前半、入眠から4～5時間までの間に起こりやすい「ディープスリープ」と呼ばれる深いノンレム睡眠の時です。「ノンレム睡眠」は、睡眠の前半に、「レム睡眠」は睡眠の後半により多く出現します。

パソコンは長時間起動しているとパフォーマンスが落ちて、再起動を行うことがありますが、まさにこのディープスリープは脳にとっての再起動までの充電時間であるといえます。

夜、人の話を聞くのが面倒になったり、本を読んでも思うように頭に入ってこなかったり、考え事をしてもなかなか結論にたどり着かない……そんな時は、脳の働きが落ちているサイン。あなたの思考系脳番地は、休息を欲しています。

おおよそ夕方6時以降、このサインに気づくような意識づけを行いましょう。先程の脳の活性度のグラフで、日中の脳の活性度が高い人ほどこの「落差」に気づきやすいものです。逆に自称夜型の人はピークが低いため、パフォーマンスの低下に気づきづらいところがあります。

夜になって、思考系脳番地が休息サインを出してきたら、可能な限りその日はさっさと休息を取るようにしましょう。

なかなかはかどらなかった難しい課題も、翌日の脳のパフォーマンスが上がった状態であれば、的確に進めていくことができるはずです。

睡眠ステージの推移

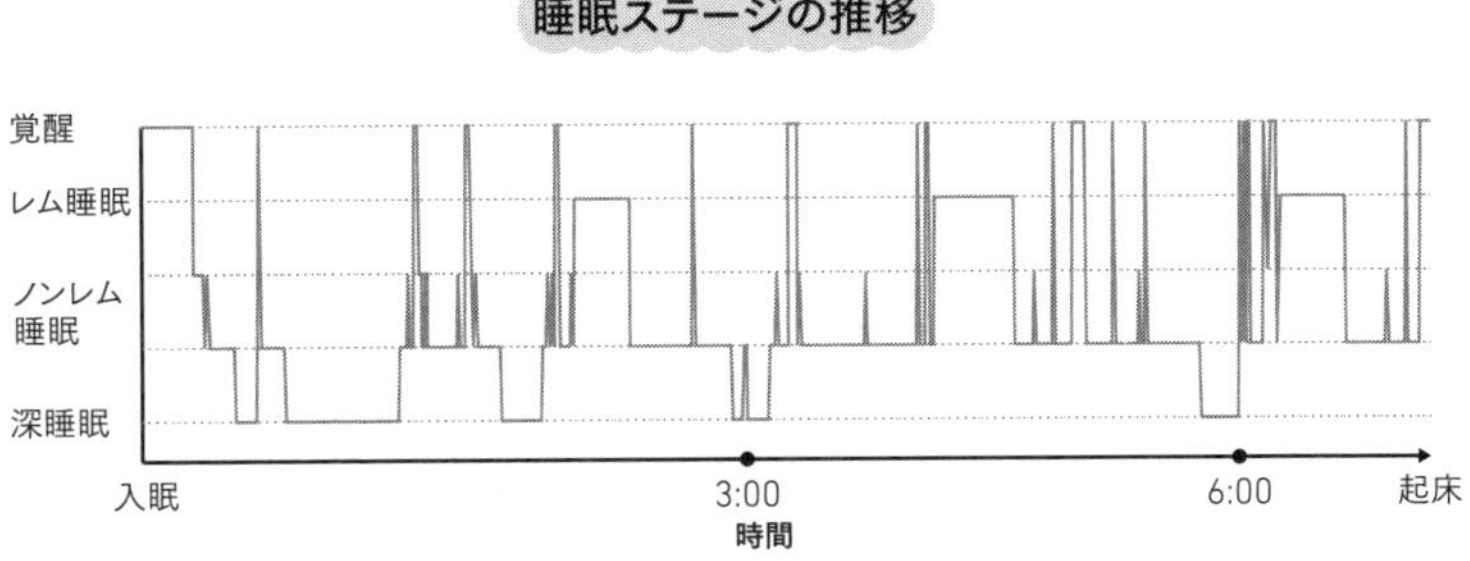

「歳を取ると眠れなくなる」は嘘？

加齢とともに睡眠に関する悩みを訴える方は増えていきます。寝付きが悪い、すぐ起きてしまう、寝ても疲れが取れないなど、質の良い睡眠が取れないことを「歳のせいだ」と思っている方は少なくないことでしょう。

実は脳が休めていないのは「日中よく動いていない」から。脳がしっかりと休息をとるためには、日中にきちんと脳を使うことが大切なのです。

おすすめの方法としては、朝に運動系脳番地を動かすこと。運動系脳番地は、脳の動きが悪い時に動かすと、率先して他の脳番地を目覚めさせる力を持っています。

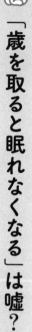

朝にウォーキングやジョギングといった軽い運動を30分～1時間程度行うことで、脳全体は活性化します。

私自身も朝のウォーキングを欠かさないようにしてから、60歳を超えた今、睡眠時間を6時間前後から9時間弱程度にまで約3時間延ばすことができています。


現在、成人では、平均8時間以上の睡眠をとることが推奨されています。

睡眠時間を十分に確保することで、次の日の脳のパフォーマンスが向上し、日中を活動的に過ごすことで、夜もまた眠れるという好循環を得られます。

最初は日中の行動を変える必要があるかもしれませんが、まず1週間だけでも睡眠時間をいつもより「30分」延ばすことから始めてみてはいかがでしょうか。

効率よく記憶するスケジュールの立て方

資格試験など、特定の目標に向けてどのように「記憶スケジュール」を立てていけばいいのでしょうか。ここでも、脳の特性を知った上で計画を立てることが非常に重要になってきます。

❶正確な目標を決めて脳を「デッドライン」で追い込む

学生時代に、試験直前まで遊んでいたのに、いざ明日が試験になるとものすごい勢いで勉強し、テストの点数を取ったことがある人も多いでしょう。

脳は基本的に「怠け癖」があるということはこれまでにお伝えしてきましたが、

期限、いい換えれば「デッドライン」を意識すると働きやすくなるという特性があります。

つまり、ギリギリになるとものすごい力を発揮するのです。

また、脳は終わりの見えないことが嫌いです。長々とした終わりのない話を聞くと集中力が続かなくなり、内容も覚えていませんが、たとえば、それが「1分」などとあらかじめわかっていれば、脳はその間きちんと集中することができます。

時間に余裕がありすぎたり、終わりが見えないことに対しては、余計な感情を生み出すある種の余裕を与えてしまいます。「つまらない」「飽きた」「週末何しようかな」「ログインボーナスもらわなくちゃ」など、目の前で取り組んでいることとは無関係のことがどうしても気になってしまい、集中力を失っていくのです。

脳に対しては「デッドライン」を最初に決めることが大切。

そして、デッドラインまでの時間が短いほど脳はフル稼働します。脳が最も作業しやすい時間は20分~50分程度と言われています。

近年「ポモドーロ・テクニック」という、25分ずつに時間を区切って作業をすると、集中力を維持しながら生産性を上げられるという時間管理術が流行していますが、これは脳にとっても良い動かし方であることがわかっています。

ただし、苦手分野や弱い脳番地を使う作業に関しては、脳は早く疲れを感じてしまうため、苦手意識のあること、自らの暗記タイプと違う作業に関してよ り短めに時間を設定し、得意なことであれば少々長めに設定してあげてもよいでしょう。

❷デッドラインをさらに細かく刻む

また、50分の間でも、さらに細かく区切ることによって、より集中を維持しやすくなります。

- 0〜10分：テキストを読む
- 10〜30分：テキストの要点をまとめ、音読する
- 30〜40分：テストを解く
- 40〜50分：答え合わせと振り返り

あらかじめこういった予定を決めておくことで、脳は迷うことなく集中して動けます。特に記憶を選別し定着させる役目を持っている海馬は、時間と関連づけることで迷いなく働けることが脳科学によって判明しています。

脳にデッドラインを設定して〝追い込む〟ことで、集中力と記憶力を同時に高め、学習効率は飛躍的に向上します。細かいデッドラインを区切って行動することで、思考系脳番地が活性化し、脳に先を読んだ司令を送り続けるため、脳全体の活性化にもつながります。

また、デッドラインを設定して、物事をクリアすることは理解系脳番地の働きも必要になるため、さらに脳は活性化していくことでしょう。これは、勉強に限った話ではありません。**日頃から「あと10分で着替えて外出できるようにする」「30分で片付ける」など、時間を区切る習慣をつけることでも、理解系脳番地をはじめと**

した脳の働きのトレーニングになります。

脳をいたわることも大切ですが、時には追い込むことも大切。

心を鬼にして脳にデッドラインを設定してあげましょう。

脳が働く長期計画の立て方

脳は期限付きの予定、それも短ければ短いほどよく働いてくれますが、資格試験などの勉強は数ヶ月〜数年かかることもしばしば。こういった長期のスケジュールを脳にとって最適な形で立てるには、どうすればよいのでしょうか。

記憶スケジュール法1

ざっくりとしたスケジュールでは、脳が動かない

私たちは大人になればなるほど経験を積み、ざっくりとした見立てで動くようになります。しかし、ざっくりとしたスケジュールでは脳が動きません。

資格試験など、長期計画が必要な学習の時には、思考系・理解系・記憶系の3大脳番地だけではなく、実は運動系脳番地の働きが欠かせません。

2章で運動系脳番地には大きな2つの役割があると解説しました。「運動そのものに関わる脳番地」と、どのように身体を動かすかをスケジュールする「運動企画」する能力です。

資格試験において欠かせないのはこの「運動企画」の部分。運動企画が働いていないと、そもそもスケジュールを組み立てることができません。きちんとした

スケジュールがあってこそ、思考系を制御し、思考系は「面倒だなあ」「無理だよ」などと考える余計な感情を抑え、脳全体で「資格試験合格」に向けて動くことができるのです。

「スケジュールの見立てが悪く、いつもギリギリになってしまう」「資格取得を決めたのに三日坊主になる」のは、運動企画の機能が弱っているせいです。**一見、関連性がないことに思えますが、運動系脳番地を活性化させることが、資格試験合格への最初の一歩なのです。**

記憶スケジュール法2　自分の「残り時間」を把握する

具体的にスケジュールを組み立てる際には、まず、どこにデッドラインを設定するかを決めます。資格試験であれば、決まっている試験日です。そこに向かって、自分がどれくらい勉強に時間を使えるか計算します。

土日休みの社会人であれば、平日と土日、それぞれ勉強に使える時間を割り出し、計算します。

平日の勉強時間×日数＋土日の勉強時間×日数＝合格のために勉強できる時間

平日に30分、土日は60分とするならば、週の勉強時間は２７０分です。試験日まで半年だとすれば、２７０分×４週×６ヶ月で、およそ１０８時間が資格勉強に使える時間となります。

平日の30分は決して短い時間ではありません。これまでお伝えした通り、毎日少しずつでも思い出す時間が取れる方が学習効率は増すため、土日に4時間勉強するよりも、こういった細切れの時間でも勉強時間を取る方が良い結果につながります。

記憶スケジュール法3　資格試験のタイプによって、テキストを分割する

試験のボリュームは、資格によって大きく違います。テキストを1冊読み込めば十分な合格ラインに達するタイプのものもあれば、難関試験のように、複数のテキストを網羅しなければ合格できないタイプのものまでさまざまありますよね。

そういった場合は、**1日にできる量にテキストを分割してしまうこともスケジュール策定に役立ちます**。1冊のテキストを4分割や8分割、つまり〝8冊〟に見立てることも脳にとってはプラスに働きます。

その際、機械的にページで分けるのではなく、カテゴリーのキリのいいところ

で分けることで、さらに脳が情報を処理しやすくなります。

記憶スケジュール法4 「100日単位」でスケジュールを立てる

半年~1年以上の長期スケジュールを立てるのは脳にとって難しいことです。また、前述した通り、ざっくりしたスケジュールでは脳はよく働いてくれません。脳が目標に向けて動き出すためには、イメージしやすい日数でスケジュールを立てること。

おすすめは「100日単位」でのスケジュール策定です。誰しも100という数字は具体的にイメージしやすいものです。

ポイントは、あくまでも「100」を基準とすること。130日や140日ではなく、「30日+100日」「40日+100日」のようにすることで脳がスケジュールを把握しやすくなります。

これはどんなに長期計画になっても同じ。試験日まで1年間の場合は、「65日＋100日＋100日＋100日」として考えてください。

100日単位でスケジュールを立てると、たとえば以下のようになります。

平日30分だけは勉強できる
↓テキストの1単元は5日あれば学習できる
↓20単元あるので、20週＝100日

このように考えるとおおよそ100日でテキストが1冊学習できるというスケジュールが立てられます。具体的な数字を用いて、可視化されることによって、脳はデッドラインを意識し、資格合格に向けて動き出してくれるのです。

記憶スケジュール法5

最も重要な「最後の100日間」

長期計画において最も重要なのは、最後の100日間の使い方です。それまでは助走期間のようなもので、**最後の100日間こそが、脳が大好物のデッドラインを最も意識できる期間だと言えるでしょう。**

もちろん、助走期間だからといって気を緩めていいわけではありません。最後の100日間に向けて、いかに効率よく学べる状態を作っていくか、最後にどれだけ学んだことを振り返って「記憶」ができるかに関わってきます。助走期間をしっかり過ごすことが、合否を分けるといってもいいでしょう。

1年後の資格試験に向けたスケジュール例

あなたは、1年後、資格試験を受けることに決めました。しかし、ざっくりとしたスケジュールしか立てなかったあなたの脳は、いまいちやる気を出すことができず、いつのまにか失速し「また来年やればいいか」に考えがシフトしていくことも。

脳は普段からよく動かし、活性化させていないと、1年間という長期のスケジュールを走り切ることができません。そういった事態に陥らないための具体的なスケジュール例をここで解説していきます。

記憶スケジュール法6

1年間は「65日＋100日＋100日＋100日」

脳にとって「100」という数字の区切りが理解しやすいことは前述しています。1年後というのはつまり「65日＋100日（a）＋100日（b）＋100日（c）」。以下のタームに分けてスケジュールを策定します。

❶勉強スタート時：本格的に勉強を始める前に、模擬テストを実施
❶最初の65日：勉強する内容と脳の親密度を高める
❷100日（a）：テキストの全範囲を学習する
❸100日（b）：2回目の模擬テストを実施。その後、カテゴリーごとに分けて学習
❹100日（c）：3回目の模擬テストを実施。最後の100日間は、合格するための点数を取ることに集中

このようなスケジュールで勉強を行い、試験当日までに受かる状態へと仕上げていきます。次より、各タームについて詳しく解説していきます。

⓿勉強スタート時
本格的に勉強を始める前に、模擬テストを実施

最初に行う模擬テストは、自分の現在の状態を把握するために行います。点数は悪くて当たり前のことで、ここで点数が取れないことを気にする必要は一切ありません。

この時点で合格ラインに達しているとすれば、そもそも勉強する必要はないのですから。

ここで重要なのは「出題形式」を把握することです。選択式、記述式、正誤のチ

ェックなど、出題範囲などが違っていたとしても、出題形式の傾向は滅多に変わるものではありません。

3章で脳は「アウトプットを意識する」ことで、記憶を定着させやすくなることをお伝えしてきましたが、この出題形式というのはまさにアウトプットそのものです。

勉強をスタートする際に、最終的なアウトプットを知っていることで、脳は最終目的地に向かって動き出そうという意識を持ちます。この状態で学習を開始することで最も効率的に行うことができます。

その際に、問題のカテゴリーごとに自分なりの「パーソナルスコア」をつけていきましょう。パーソナルスコアは、前述の「ラベル付け復習」と同様に、4段階です。

・どのように出題されても間違えない（完全に理解できている）→◎
・ほぼ理解しているが、間違えることがある→○
・曖昧に理解しており、迷ったり間違えたりする→△
・ほぼ理解していない、毎回間違える→×

初回は×ばかりでしょう。繰り返しますが、それは当たり前のことです。ここでの「できないこと」の把握が、あとの学習効果を飛躍的に高めてくれるので、どんなに知らない分野の勉強に手を出すとしても、絶対にこのプロセスを飛ばさないでください。

むしろ学習が進んでたくさんあった×がどんどん◎や○になることを楽しみに、のびのびと間違えてかまいません。

❶最初の65日
勉強する内容と脳の親密度を高める

最初の65日でおすすめしたいのは、脳の状態を整えること。脳が日中にきちんと働く生活サイクルを整え、脳の学習効率を少しでも高めましょう。**繰り返しになりますが「夜型が効率的」などは思い込みです。**夜中の眠たい状態でいくら学習しても頭に入りません。学生の頃に得意だった「一夜漬け」なんてもっての他。睡眠時間を少しでも延ばし、朝からきちんと脳が働く状態を作り出してください。

さらにこの期間に行いたいのは、**脳がワクワクするような勉強の準備**です。最初はテキストをパラパラとめくって、目に留まった気になることから読み始めてください。「写真やイラストが気になる」でも、「聞いたことがある言葉を見つけた」でも、どんな理由でもよいので、とにかく自分が興味のある内容から読み始めることです。

「面白そう」「見たことがある」という興味を抱く情報や、脳にとって既出である情報は、脳が重要な情報であると認識しやすくなっています。最初はその繰り返しで、興味のある場所に関連する場所からテキストを読んで、そのテキストに載っている情報との「親密度」を上げていきましょう。

親密度が上がってくると、脳はその情報に関することを磁石のように集めようとします。そうしてくるとテキストに取り組む意欲も湧いてくるでしょう。勉強を始めたいと思った時に始めてかまいません。**好奇心の赴くままに勉強を始めることが、脳にとっては最良の知識のごちそうになるのです**。

「知りたいことを知る」から「知らなかったことがわかる」、そして点と点だった知識がつながって一本の線になる瞬間、脳はワクワクしてきます。すると「もっと知りたい」という好循環が起こるのです。自分の好奇心が湧いてきたら、そのビッグウェーブにぜひ乗ってください。

❷100日(a)テキストの全範囲を学習する

試験日の300日前になりました。いよいよ、本格的な資格勉強の始まりです。これ以降、100日学習（おおよそ3ヶ月）したら、模擬テストを実施するサイクルに入ります。

最初の100日では、試験に必要な勉強を一周することが目標になります。

自分の持ち時間とテキストの分量を重ねて、100日間で全範囲を学習するためにはどれくらいのペースでやらなければいけないのかという計画を立てましょう。

この時注意したいのは、計画は単純計算では決めないということ。300ページを100日でやるから1日3ページ、ではなく、テーマA（5ページ）、テーマB（2ページ）など、**カテゴリーごとに勉強計画を立ててください。**

前述の通り、テーマの塊ごとに覚えることで、長期記憶が整理されやすくなり、関連情報を思い出しやすくなります。この学習方法であれば、試験当日にあるカテゴリーの言葉を見つけたら、周辺情報が記憶から引き出される、つまり正解を導きやすくなるのです。

もちろん、**テキストの頭からやる必要はありません。興味のあるところから始めて、どんどん好奇心の数珠繋ぎで学習を進めていきましょう。**

❸ 100日（b）
2回目の模擬テストを実施
その後、カテゴリーごとに分けて学習

模擬テストを行う目的は、出題形式に慣れることももちろんですが、自分の現状を把握することです。**合格ラインと自分の距離がどれくらい離れているかを把握することで、脳はやる気を出します。**

その際、もちろん**脳に「ご褒美」である、「できた」を可視化することも大事。**×だったカテゴリーが△や○に、○が◎になるのを自身で見れば、自分の学習の成果がわかり、思考系脳番地が全体に発破をかけてくれます。**できないことの分析ではなく、「なぜできたのか」を分析することで、できないことに対しても分析でき**

るようになります。

１００日ごとに模擬テストを行うもうひとつの理由として、人間の長期記憶の保持期間も関わってきます。**一度、長期記憶に入れた記憶は個人差もありますが、３ヶ月程度で埋もれる、すなわち取り出しにくくなってしまいます。**そのため、**１００日おきにテストを繰り返すことで記憶を更新し、長期記憶への再度の入れ直しや、自分が今何を学んでいるかを確認することができる**のです。

２回目の１００日間は、「できない×」を可能な限りなくし、「曖昧△」以上にステップアップさせます。並行して○を◎に、△を○にしていくことを意識しながら勉強を進めます。

この際の学習はカテゴリーごとに分けて行い、１周するごとにパーソナルスコアの確認を行います。×が△に、〇が◎にと可視化されていく中で、自分自身の課題がわかってきます。足りないと思われるカテゴリーを優先して、2周目以降の学習を行いましょう。

❹ 100日（c）3回目の模擬テストを実施
最後の100日間は、合格するための点数を取ることに集中

いよいよ、試験まで残り100日です。100日間の最初に模擬テストを行い、パーソナルスコアを把握しましょう。今まで学んだことの復習と、自分自身の今の状態、合格ラインとのギャップを正しく把握することができます。

最後の100日は「合格に必要な点数を確実に取る」という意識で勉強を行います。

テストで確実に点数を取れるのは「◎」と「○」の2つ。これまで学習を繰り返したことによって、×はほぼ消滅していると仮定しますが、残っている×や△を○へと引き上げることで点数の積み上げを行うことができます。

記憶スケジュール法7　自己認識が正しいかチェック

まれに、△を○だと自己認識してしまう楽観的な人がいます。「答えを書く時に迷いがある」「カンで答えて正解している」といった場合は△判定を恐れずにつけましょう。**○だと勘違いして、そのまま勉強しないままの方が、ずっと恐ろしい結果を招きます。**

○の判断が難しい場合は「その答えの理由を誰かに説明ができるか」という観点で考えてみてください。伝達のためには、深い理解が必要です。そこでスラスラと理由がいえるようであればそれは「○」になるでしょう。説明に迷うようであれば、△です。自分に厳しく、振り返りを行ってください。

△を冷静に判断できていることが、テスト本番で確実に点数を取ることができるカギです。

記憶スケジュール法8

最後の1週間で「最終調整」を行う

ラスト1週間は、本番で100%の実力を発揮するための最終調整期間です。試験日1週間前にも模擬テストを実施することをおすすめします。これはリハーサルとして行うもので、この時点で合格ラインであれば、自信を持って当日を迎えられるはずです。

しかし、**この段階でも冷静にパーソナルスコアをつけてみてください。**△寄りの

○がきっと混在しているはず。その△寄りの部分について、しっかりと補強を行うことが合格に近づくカギだといえます。

この段階で×が残っていた場合ですが、それ以外を取ることに集中した方がよいので、忘れてもよいでしょう。**ネガティブな考えは試験本番には無用です**。ここまで頑張ったのだから、きっとできると信じる。そうすることで、脳の働きも良くなります。

記憶スケジュール法9

1日1カテゴリーを目処に逆算して学習

最終調整では1日1カテゴリーを目安に総復習を行います。しかし、カテゴリーが8つ以上ある場合は、8日前からなど、逆算して学習を行うとよいでしょう。

これまで長期記憶に入れてきた知識を、この最後の数日で引っ張り出し、ワーキングメモリで再度記憶を整理します。こうすることで、テスト当日には長期記憶の取り出しやすい場所に学んだことが置かれているはずです。

また、**テストの72時間前に本番前のリハーサル、最終の模擬テストを行えれば理想的です**。可能であれば試験時間と同じ時間帯・同じ長さで模擬テストを行うと、当日でも実力を発揮しやすくなるでしょう。

記憶スケジュール法10 「あと1週間しかない」は余計な感情

残り1週間ともなると「もう間に合わない！」と焦り、ちょっとしたパニックを起こすこともあるでしょう。その**焦りは、他者認知の影響を受けているだけの「余計な感情」です**。今までのことがやれていれば、しっかり点数を取ることはできます。こういった時も「できた」に意識を向ければ、気持ちは安定していきます。

そもそも、テストに感情は必要ありません。冷静に、正確に。これまで覚えたことをフルに使って、合格を勝ち取りましょう。

「記憶実感」が湧くのが重要

記憶力を養う上で最も大事なこと、それは「記憶実感」です。

「覚えている」という自覚は、脳にとってのご褒美であり、ポジティブな感情の原動力となります。記憶しているという自信を持つことで脳は最大限のパフォーマンスを発揮してくれるのですが、その**実感を持つために必要なことは、やはり「アウトプット」**、**自分の言葉で説明ができるかどうかにかかっています**。

「できる」を強く意識してあげる

脳は「できる」が大好物で、調子に乗せてあげることで力を発揮してくれます。その際には「ラベル付け復習」で可視化してあげることが大切ですが、やはり理解度を実感するためには、さらにアウトプットを追加します。

覚えたことを友達に伝えるにはどう話すべきか。親に伝えるならばどういい換えればいいか。**相手やシチュエーションによって表現を少しずつ変えて、どんな人にもわかるように伝えることができるとすれば、自分がその知識についてきちんと覚えられている、すなわち記憶実感に繋がります。**

そういった場面を想定しながらの「ひとり言」で記憶を強化することもできます。（「ひとり言」について詳しくは、僕の著書である『なぜうまくいく人は「ひとり言」が多いのか？』を読んでみてください）

私も学生時代、記憶実感が少ないことに苦しめられました。頭の中にきちんと学んだことが入っているかが不安で、実際にテストを受けると思ったよりもよかったりすることもあるのですが、もちろん予想よりも悪いこともあり、そのギャップに苦しめられました。

思い返せばそれは、脳に「嘘」をついていたのだと思います。覚えていないのに覚えていると思い込んだり、もしくはその逆だったり。一つひとつは小さなギャップかもしれませんが、脳は敏感に反応し、やる気をなくしてしまうのです。

「できる」に目を向けてあげることも大切ですが、「できない」をきちんと把握することも脳には大切。「できない」場所が可視化されると「ここさえ覚えればいい」と脳が判断し、あなたをさらなる知識の高みへと連れて行ってくれることでしょう。

おわりに　いくつになっても「すごい脳の使い方」ができる

「大人になると、記憶力がなくなる」「忘れっぽくなるのは、仕方がない」と考えてきた人が多いのではないでしょうか。

本書で述べてきた通り、確かに子供の頃のように、スポンジが水を吸い込むようには覚えられないかもしれません。

しかし、人生経験を重ねてきた人は、「自分にとって意味のある有意義なこと」なら、そのまま覚えることができる脳の仕組みになっているはずです。

本書では、成熟した大人の脳にとっての「脳の使い方」を提案しました。最もお伝えしたかったのは、とりあえず覚えておけば何とかなる学生時代の「丸暗記」とは別の、大人は大人なりの有意義な、すごい記憶力が持てるということです。

そのためには自分の記憶脳タイプを知ることが肝要です。

誰かがやっている勉強法を真似したところで、自分自身に同じような学習成果が身につくわけではありません。そして脳は「いやいや」やっていることは続かず、覚えたこともすぐに忘れようとしてしまいます。必要だからこそ、脳に長期記憶として定着するのです。

自分流の「すごい記憶力」のために、従来型の暗記法の呪縛から離れていただきたい。

私が読者の皆さんに望むのは、30歳の脳の成人式を過ぎたらもっと自分の脳に忠実に、やりたいことをやり、いくつになっても自己実現ができる脳を持つことです。

脳はいくつになっても、面白いことが好きです。そして、日々休むことも必要なサボり屋で、自分にとっては唯一無二のオンリーワンの可愛い存在です。そんな若々しくてやんちゃな特性を持った脳は、一生成長し続け、あなたの全てを支えて、動かしてくれています。

50代、60代、それ以上でも、脳には肉体の年齢は関係ありません。自分の脳が思うままに新しいことに挑戦し、いつまでもワクワクした人生を皆さんが送れることを私は心から願っています。

加藤プラチナクリニック院長
脳内科医・医学博士
加藤　俊徳

加藤俊徳

かとう・としのり

脳内科医、医学博士•加藤プラチナクリニック院長•株式会社脳の学校代表•昭和大学客員教授。脳科学• MRI脳画像診断の専門家。脳番地トレーニングを提唱。

1991年に、脳活動計測fNIRS（エフニルス）法を発見、現在世界700ヶ所以上の施設で採用されている。1995年-2001 年まで米ミネソタ大学放射線科でアルツハイマー病やMRI 脳画像の研究を行う。ADHD、コミュニケーション障害といった発達障害と関係する「海馬回旋遅滞症」を発見。

加藤式MRI脳画像診断法（脳個性・脳相診断）を用いて、脳の成長段階や、強み弱みの脳番地を診断し、小児から高齢者まで1万人以上を治療。学習指導、適職相談など脳が成長する薬だけに頼らない治療を行う。著書は『一生頭がよくなり続ける すごい脳の使い方』（サンマーク出版）、『老害脳』（ディスカヴァー携書）、脳活性助詞強調おんどく法を用いた『1日1文読むだけで記憶力が上がる！ おとなの音読』（きずな出版）等、150冊を超える。

「脳番地」（商標登録第5056139 ／第5264859）、「記憶脳」（商標登録第6853472）は脳の学校の登録商標です。

加藤式MRI脳画像診断をご希望の方は、以下のサイトをご覧ください。

加藤プラチナクリニック オフィシャルサイト
https://nobanchi.com/

構成｜高松孟晋
漫画｜福田玲子
装幀｜松田行正＋杉本聖士
校閲｜株式会社鷗来堂
編集｜立原亜矢子（株式会社KADOKAWA）

衰えた脳を呼び覚ます

すごい記憶力の鍛え方

2025年3月13日　第一刷発行

著者　加藤俊徳

発行者　山下直久

発行　株式会社 KADOKAWA
〒102-8177 東京都千代田区富士見2-13-3
電話 0570-002-301（ナビダイヤル）

印刷・製本　TOPPANクロレ株式会社

●お問い合わせ
https://www.kadokawa.co.jp/
（「お問い合わせ」へお進みください）
※内容によっては、お答えできない場合があります。
※サポートは日本国内のみとさせていただきます。
※ Japanese text only

ISBN 978-4-04-115887-6　C0030